Gail E. Dennison · Paul E. Dennison · Jerry V. Teplitz
BRAIN-GYM® fürs Büro

Reihe LERNEN DURCH BEWEGUNG

- *Befreite Bahnen*
- *EK für Kinder*
- *BRAIN-GYM®*
- *BRAIN-GYM®-Lehrerhandbuch*
- *BRAIN-GYM® fürs Büro*
- *Lernen braucht Bewegung*
- *Die Sache mit dem X*
- *VISION-GYM®*

Gail E. Dennison
Paul E. Dennison
Jerry V. Teplitz

BRAIN-GYM® fürs Büro

Illustriert von
Haralds Klavinius

VAK

VAK Verlag für Angewandte Kinesiologie GmbH
Freiburg im Breisgau

Titel der amerikanischen Originalausgabe:
BRAIN GYM® for business. Instant brain boosters for on-the-job success

Erschienen bei: Edu-Kinesthetics, Inc., Ventura/California
ISBN 0-942143-03-5

Die Deutsche Bibliothek - CIP-Einheitsaufnahme
Dennison, Gail:
Brain-Gym fürs Büro / Gail E. Dennison ; Paul E. Dennison ;
Jerry V. Teplitz. Ill. von Haralds Klavinius. – Sonderausg. –
Freiburg im Breisgau : VAK, Verl. für Angewandte Kinesiologie, 1997
(Lernen durch Bewegung)
Einheitssacht.: Brain gym for business <dt.>
ISBN 3-932098-09-9 Pb.
ISBN 3-924077-79-7 spiralgeh.
NE: Dennison, Paul E.:; Teplitz, Jerry V.:

Übersetzung: Georg Weitzsch
Lektorat: Norbert Gehlen
Illustrationen: Haralds Klavinius (BRAIN-GYM®-Übungen), Hugo Waschkowski (Piktogramme)
Umschlag und Umschlagillustrationen: Hugo Waschkowski
Layout und typografische Gestaltung: Norbert Schmidt
Druck: Rombach GmbH Druck- und Verlagshaus, Freiburg
Printed in Germany
ISBN 3-932098-09-9

Inhalt

Anhang:

Wichtige Hinweise

Dieses Buch dient der Information über Methoden der Gesundheitsvorsorge und der Selbsthilfe. Wer sie anwendet, tut dies in eigener Verantwortung. Die Autoren und der Verlag beabsichtigen nicht, Diagnosen zu stellen oder Therapieempfehlungen zu geben. Sie können nicht die Verantwortung für Anwender übernehmen, die diese Methode fälschlicherweise so darzustellen versuchen. Die hier beschriebenen Verfahren sind nicht als Ersatz für professionelle medizinische Behandlung bei gesundheitlichen Beschwerden zu verstehen. Bei Übungen, die die Wirbelsäule beanspruchen, ist für Menschen, die in diesem Bereich Beschwerden haben, generell besondere Vorsicht geboten.

Wie bei jedem Übungsprogramm, so gilt auch hier, daß neue Fertigkeiten schrittweise, über längere Zeit entwickelt werden sollten. Alle Bewegungsübungen in diesem Buch sind so angelegt, daß sie im Normalfall jederzeit leicht und bequem ausgeführt werden können. Kein Muskel sollte mit Zwang in eine neue Bewegungsform gebracht werden – solche Überbeanspruchung wäre nicht im Sinne von BRAIN-GYM®. Dies gilt insbesondere für die BRAIN-GYM®-Längungsbewegungen. „Längen" meint hier nicht das Gleiche wie Dehnen oder Strecken. Es handelt sich nicht um Aufwärm- oder Fitneßübungen. Es geht vielmehr darum, dauerhafte Haltungsveränderungen zu erreichen, indem man den Muskeln ihre natürliche Länge zurückgibt.

Vorwort von Dr. Paul Dennison

Seit ich 1981 begann, BRAIN-GYM® der Öffentlichkeit in Kursen vorzustellen, berichteten Kursteilnehmer immer wieder über mehr Freude, Effizienz und Erfolg im Berufsleben als positive Auswirkungen dieser Kurse. Sie nannten insbesondere ihre Fähigkeit, mehr Energie und Vitalität im Beruf einzubringen, ihre höhere Konzentration und Produktivität an Computern und Maschinen, steigende Verkaufszahlen und größere Kreativität bei der Produktentwicklung und im Management.

Ähnlich faszinierende Verbesserungen stellten sich im Hinblick auf weitere Fähigkeiten ein. Dazu gehörten etwa: die Fähigkeit, mit anderen Menschen zu kommunizieren und gut auszukommen; die eigenen Tätigkeiten gut organisieren; in der Öffentlichkeit frei sprechen und etwas präsentieren; gutes Zusammenspiel beider Augen (visuelle Integration) und natürlich meine Spezialitäten: das Leseverständnis und das Schnellesen.

Der Arbeitsplatz selbst birgt heutzutage etliche Belastungen für die Arbeitenden: Leuchtstoffröhren, Strahlung von Computern, Arbeitsüberlastung, um nur ein paar zu nennen. Manche Menschen reagieren auf einige dieser Einflüsse oder auf alle zusammen besonders empfindlich. In der amerikanischen Industrie werden jährlich mehrere Milliarden Dollar für Ergonomie und Sicherheit am Arbeitsplatz ausgegeben, damit Arbeitsunfälle vermieden und die Arbeitsplätze einer schnellen und ökonomischen Produktion angepaßt werden. Neue Technik kann allerdings nur einen Teil der Problematik lösen, denn Gesundheit und Produktivität sind letztendlich immer auch von individuellen Faktoren abhängig. Es gibt für jeden von uns Möglichkeiten, den Streß am Arbeitsplatz zu verringern und uns Tag für Tag eines Gefühls der persönlichen Befriedigung aufgrund der Qualität unserer Leistungen zu erfreuen.

Auf unseren Körper achtgeben und unseren Organismus ausreichend mit Wasser versorgen – solche einfachen Dinge können wir selbst tun, um das Beste aus unserem eigenen Potential zu machen. Die BRAIN-GYM®-Bewegungen sind dafür einfache, wirkungsvolle Mittel zur Selbsthilfe, wie wir sie am Arbeitsplatz brauchen, um die von uns angestrebten Leistungen zu erzielen und uns in beruflicher Hinsicht wirklich zufrieden zu fühlen. Indem wir täglich nur für ein paar Minuten diese Übungen ausführen, können wir das tatsächlich erreichen.

Einführung

Es ist die Zielsetzung dieses Buches, Ihnen eine Reihe einfacher Übungen an die Hand zu geben, die Ihnen die Integration von Gehirnfunktionen und Körperbewegungen ermöglichen; dadurch können Sie Ihre Arbeit besser tun, mit mehr Leichtigkeit und Freude.

Das Vorgehen ist denkbar einfach: Schlagen Sie zunächst den für Sie zutreffenden Berufsbereich auf. Dort finden Sie eine Zusammenstellung einzelner Tätigkeiten, die üblicherweise in diesem Bereich anfallen. Im Bereich „Sekretariatsaufgaben“ zum Beispiel finden Sie die Tätigkeit „Telefonieren“. Dahinter stehen dann einige ausgewählte BRAIN-GYM®-Aktivitäten, die Sie zur „Einstimmung“ auf diese Tätigkeit machen können. Die Wirkung dieser Übungen läßt sich so beschreiben, daß einem die Tätigkeit leichter fällt, daß man sie besser bewältigt und daß man sich dabei wohl fühlt.

Jede BRAIN-GYM®-Aktivität nimmt nur eine halbe bis eine Minute Zeit in Anspruch. Stellen Sie sich aus verschiedenen Übungen Ihr eigenes „Menü“ zusammen. Sie brauchen für dessen Ausführung insgesamt vielleicht fünf Minuten und können sich danach mit mehr Energie an die Arbeit machen.

Wollen Sie möglichst großen Nutzen aus Ihren BRAIN-GYM®-Aktivitäten ziehen, so nehmen Sie sich die Zeit, einmal Ihre derzeitige Fähigkeit zum Umgang mit Anspannung einzuschätzen. Denken Sie sich eine Skala von eins bis zehn; dabei bezeichnet die Eins den Zustand extremer Anspannung und die Zehn einen Zustand völliger Gelassenheit und Entspannung. Wo würden Sie Ihrer Selbsteinschätzung nach an einem Durchschnittstag liegen? (Beispiel: Wenn Sie sich ein wenig angespannt fühlen, Ihnen kleine Irrtümer unterlaufen oder Sie auf Kritik negativ reagieren, könnten Sie sich vielleicht bei Vier einstufen). Machen Sie dann zehn Tage lang die BRAIN-GYM®-Aktivitäten, die Sie ausgewählt haben, und schätzen Sie sich danach erneut ein. Sie werden feststellen: Es geht Ihnen insgesamt besser in dem Maße, wie Sie die Notwendigkeit anerkennen, für sich selbst zu sorgen. Es wird Sie begeistern, wenn Sie Ihre täglichen Ziele erreichen, und es wird Sie freuen, wenn Sie Ihre Fertigkeiten täglich verbessern.

Warum wir viel Wasser trinken sollten

Wasser hat am Gesamtvolumen unseres Körper in etwa den gleichen Anteil wie an der Oberfläche unserer Erde: annähernd 70 Prozent. Da unser Körper ständig Wasser verbraucht, ist ein bewußtes Ersetzen des ausgeschiedenen Wassers zur Regulierung unseres Wasserhaushaltes lebenswichtig.

Wasser ist praktisch bei jedem biologischen Prozeß, bei jeder chemischen Reaktion und jedem mechanischen Vorgang innerhalb unseres Körpers beteiligt; daher ist Wasser äußerst wichtig für geistige und körperliche Leistungen. Als Hauptbestandteil des Blutes ist Wasser das Trägersystem, das den Sauerstoff in jede Zelle des Körpers bringt. Außerdem transportiert Wasser innerhalb des lymphatischen Systems die Schlackenstoffe ab. Es ionisiert Salze und produziert so die für die Osmose der Zellmembranen notwendigen Elektrolyte. Es sorgt dafür, daß wir unsere Gelenke bewegen und unsere Nahrung verdauen können. Es wird gebraucht, damit unser Körper Proteine optimal nutzen kann. Beim Lernen ist Wasser notwendig, damit das Netzwerk unseres Nervensystems sich weiterentwickeln kann.

Die meisten Menschen warten mit dem Wassertrinken, bis sie sich durstig fühlen. Das Durstgefühl bleibt jedoch weit hinter dem Wasserbedarf des Körpers zurück. Wenn Sie sich zum Beispiel nach einem körperlichen Training nur auf das Durstgefühl verlassen, kann es sein, daß Ihr Körper volle 24 Stunden braucht, um den Wasserhaushalt wieder richtig zu regulieren und eine angemessene Wasserversorgung zu erreichen.

Selbst wenn Sie jetzt hier beim Lesen sitzen, findet an Ihrer Körperoberfläche eine ständige, leichte Transpiration statt. Aktivitäten mit mehr Bewegung und auch Streß erhöhen den Wasserverbrauch durch Transpiration. Selbst bei jeder Ausatmung verlieren Sie Wasser (in Form von Dampf)! Wenn Sie sich häufig in Räumen aufhalten, wie sie in unseren Breitengraden üblich sind, dann brauchen Sie noch mehr Wasser, da Luft aus Klimaanlagen oder durch Heizungen erwärmte Luft dem Körper noch mehr Wasser entzieht. An einem Durchschnittstag verlassen circa drei bis dreieinhalb Liter Wasser Ihren Körper. Wenn Sie eine Stunde lang Sport treiben oder in trockenem Klima leben, kann sich diese Menge noch um einen Liter erhöhen.

Sie können daraus ersehen: Wir alle brauchen im Verlauf des Tages häufiger mal einen Schluck guten Wassers. Es gibt sicherlich keine einfachere, natürlichere Methode, für die Verbesserung unserer Körperfunktionen und unseres Wohlbefindens zu sorgen.

Das BRAIN-GYM®-Kurzprogramm

Das auf den beiden folgenden Seiten abgedruckte Sieben-Minuten-Programm ist eine einfache Folge von BRAIN-GYM®-Aktivitäten, mit der Sie sich jeden Morgen auf den Tag einstimmen können. Es ist eine gute Methode, um regelmäßig ein wenig Zeit in Ihre wichtigste Energiequelle zu investieren – und das sind Sie selbst! Dieses Kurzprogramm ist eine Möglichkeit, erfolgreich und leicht den Tag zu beginnen. Sie sorgen damit dafür, daß Ihr Gehirn und Ihr gesamter Organismus ausreichend mit Blut, Sauerstoff und elektrischem Aktionspotential versorgt werden. Wenn Sie das BRAIN-GYM®-Kurzprogramm jeden Morgen machen, werden Sie besser in Gang kommen und sich besser fühlen als je zuvor.

Jedesmal im Verlaufe des Tages, wenn Sie einen Energieschub brauchen oder wenn Sie den Eindruck haben, daß die Dinge nicht richtig klappen, können Sie das BRAIN-GYM®-Kurzprogramm machen, um Ihre Aufgaben optimal erledigen zu können und eine positive Einstellung beizubehalten.

Sie können diese sieben Minuten auch dazu nutzen, sich Streßsituationen der Vergangenheit oder zukünftige Herausforderungen zu vergegenwärtigen und dabei alternative Handlungsmöglichkeiten durchzuspielen. Es ist auch eine gute Gelegenheit, Ihren Tagesplan zu erstellen (oder die Planung für die nächste Stunde). Stellen Sie sich dabei vor, wie Sie Ihre Ziele erreichen. Viele Menschen haben uns berichtet, daß sie auf diese Weise ihre Zeit produktiver nutzen: Immer dann, wenn sie unter emotionalem Streß stehen oder eine schwierige Entscheidung zu treffen haben, wählen sie ein oder zwei Aktivitäten aus dem BRAIN-GYM®-Kurzprogramm aus und führen sie durch.

Das BRAIN-GYM®-Kurzprogramm

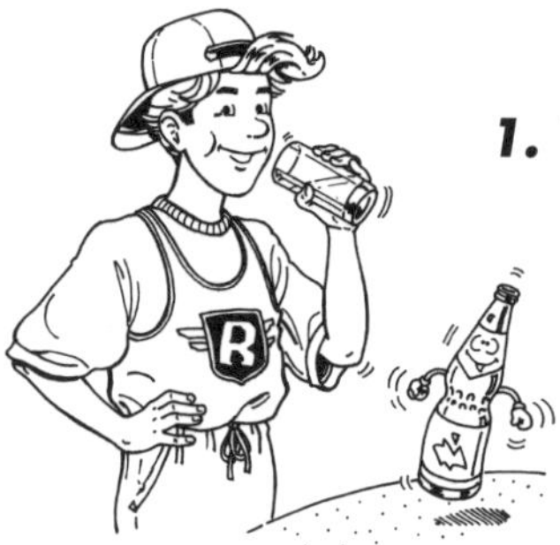

1. Wasser trinken

Trinken Sie ein paar Schluck Wasser.
(Siehe auch Seite 10)

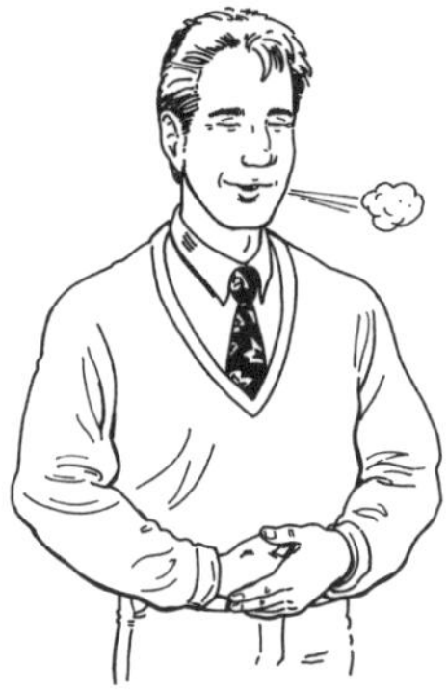

2. Bauchatmen

Vier bis acht vollständige Atemzüge.
(Siehe auch Seite 56)

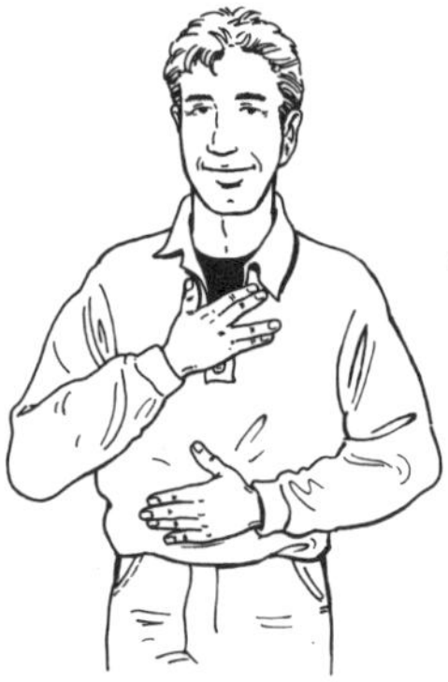

3. Gehirnpunkte

Wandern Sie mit Ihren Augen von links nach rechts, während Sie die Punkte massieren; tun Sie das vier bis acht Atemzüge lang.
(Siehe auch Seite 66)

4. Hook-ups

Erster Teil: Entspannen Sie sich vier bis acht Atemzüge lang. Sie können zusätzlich streßbesetzte Themen oder Situationen durchgehen und sich dabei Alternativen überlegen. (Siehe auch Seite 67)

Zweiter Teil: Legen Sie die Fingerspitzen aneinander und die Füße flach auf den Boden, weitere vier bis acht Atemzüge lang. (Siehe auch Seite 67)

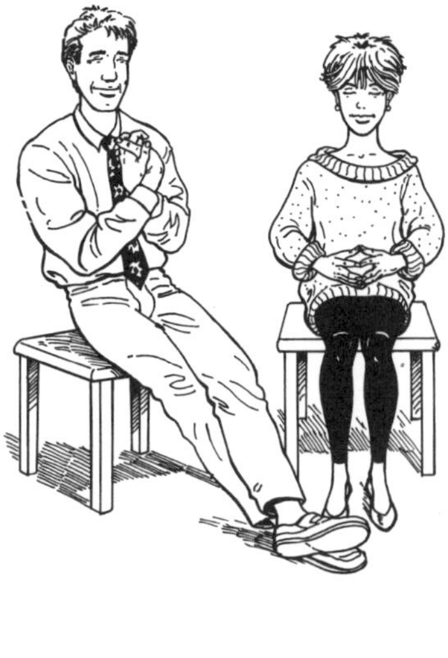

5. Bewegung für die Gehirnintegration

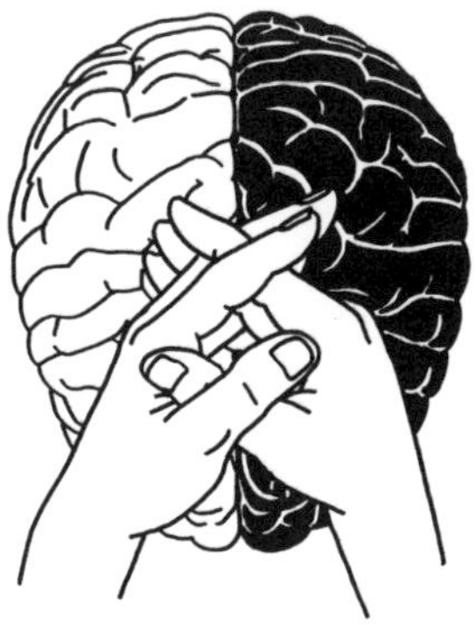

Breiten Sie Ihre Arme so weit aus, wie es für Sie angenehm ist. Stellen Sie sich vor, wie Sie Ihre linke und Ihre rechte Gehirnhälfte zusammenbringen, während Sie Ihre Hände langsam vor Ihrem Körper zusammenführen und die Finger verschränken. Genießen Sie diese Verbindung vier bis acht Atemzüge lang.

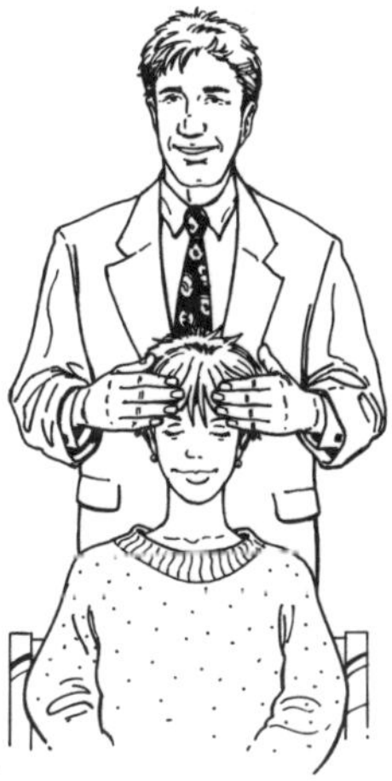

6. Positive Punkte

Halten Sie diese Punkte leicht, etwa vier bis acht Atemzüge lang. Sie können diese Zeit nutzen, um Ihren Tag zu planen. (Siehe auch Seite 70)

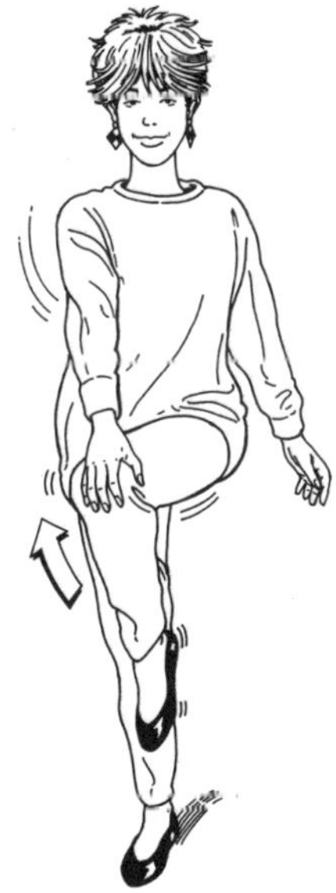

7. Überkreuzbewegung

Bringen Sie sich in Schwung, indem Sie das BRAIN-GYM®-Kurzprogramm mit 10 bis 25 Überkreuzbewegungen beenden. (Siehe auch Seite 74)

Verzeichnis der Berufsbereiche

Wählen Sie auf den nächsten Seiten den/die für Sie zutreffenden Berufsbereich/e aus. Schauen Sie sich die Liste der darin vorkommenden Aufgaben, Tätigkeiten bzw. Ziele an; diese sind jeweils fett gedruckt. Wählen Sie diejenigen aus, in denen Sie sich gerade verbessern wollen. Machen Sie die dafür empfohlenen BRAIN-GYM®-Übungen (wie auf den Seiten 51 bis 76 genau beschrieben), entweder kurz vor oder während der jeweiligen Tätigkeit (ab und zu eingestreut), ganz nach Bedarf. Während Sie Ihr persönliches BRAIN-GYM®-Menü ausführen, loben Sie sich selbst für jede Verbesserung, die Sie bemerken – sei es im Hinblick auf Mühelosigkeit und Freude, die Sie bei der Arbeit empfinden, oder sei es im Hinblick auf Ihre Leistungsfähigkeit.

Falls Sie Ihren speziellen Berufsbereich hier nicht wiederfinden oder falls Sie bestimmte Aufgaben und Tätigkeiten vermissen, schauen Sie bitte nach im Verzeichnis einzelner beruflicher Anforderungen (Seite 41 ff.) Dort finden Sie alle beruflichen Fertigkeiten aufgelistet und können sich durch individuelle Auswahl Ihr spezifisches BRAIN-GYM®-Menü zusammenstellen.

Buchhaltung

Rechnen: Erdpunkte, Raumpunkte, Balancepunkte, Denkmütze, Eule, Energiegähnen

Gesetzestexte interpretieren: Gehirnpunkte, Erdpunkte, Liegende Acht, Positive Punkte

In Spalten arbeiten: Gehirnpunkte, Überkreuzbewegung, Erdpunkte, Raumpunkte, Liegende Acht

Auf Details achten: Gehirnpunkte, Überkreuzbewegung, Erdpunkte, Liegende Acht

Die Aufmerksamkeit konzentrieren: Wadenpumpe, Fußpumpe, Schwerkraftgleiter, Eule

Auf korrekte Rechtschreibung achten: Erdpunkte, Elefant, An ein X denken, Eule

Etwas zu Ende bringen: Hook-ups, Energiegähnen, Fußpumpe, Wadenpumpe

Formulare ausfüllen: Armaktivierung, Simultanzeichnen, Alphabet-Acht, Energiegähnen

Schreibarbeiten gut organisieren: Simultanzeichnen, Beckenschaukel, Positive Punkte

Den Zeitplan einhalten: Bauchatmen, Erdpunkte, Balancepunkte, Positive Punkte, Hook-ups

Bequem sitzen: Armaktivierung, Erden, Schwerkraftgleiter, Überkreuzbewegung (im Sitzen)

Daten exakt eingeben: Gehirnpunkte, Balancepunkte, Erdpunkte, Denkmütze

Sich am Computer wohl fühlen: Wasser trinken, Gehirnpunkte, Balancepunkte, Nackenrollen, Hook-ups

Sich wohl fühlen, wenn man alleine arbeitet: Wasser trinken, Gehirnpunkte, Überkreuzbewegung, Hook-ups

Effektiv kommunizieren: Wadenpumpe, Fußpumpe, Liegende Acht, Energiegähnen

Mit Auftraggebern kommunizieren: Energiegähnen, Fußpumpe, Wadenpumpe, Schwerkraftgleiter

Selbstvertrauen bewahren: Balancepunkte, Erdpunkte, Raumpunkte

Aktiv und aufmerksam zuhören: Denkmütze, Elefant, Eule

Sich gut erinnern: Elefant, Eule, Denkmütze

Andere Standpunkte erkennen: Wadenpumpe, Fußpumpe, Hook-ups

Positiv eingestellt bleiben: Positive Punkte, Hook-ups, Balancepunkte

Sinn für Humor bewahren: Beckenschaukel, Armaktivierung, Denkmütze, Energiegähnen, Hook-ups

Anweisungen ausführen: Denkmütze, Balancepunkte, Eule, Elefant, Überkreuzbewegung, Hook-ups

Computerprogrammierung

Bequem sitzen: Armaktivierung, Erden, Schwerkraftgleiter, Überkreuzbewegung (im Sitzen)

Sich am Computer wohl fühlen: Wasser trinken, Gehirnpunkte, Balancepunkte, Nackenrollen, Hook-ups

Kreativität erschließen: Simultanzeichnen, Fußpumpe, Wadenpumpe, Energiegähnen

Der Augenermüdung am Computer vorbeugen: Wasser trinken, Gehirnpunkte, Überkreuzbewegung, Liegende Acht

Vorgänge an der Tastatur koordinieren: Armaktivierung, Simultanzeichnen, Liegende Acht, Alphabet-Acht

In der Körperhaltung beweglich bleiben: Armaktivierung, Überkreuzbewegung, Schwerkraftgleiter, Energetisierer

Die Aufmerksamkeit konzentrieren: Wadenpumpe, Fußpumpe, Schwerkraftgleiter, Eule

Daten exakt eingeben: Gehirnpunkte, Balancepunkte, Erdpunkte, Denkmütze

Daten schnell und mühelos erfassen: Wasser trinken, Gehirnpunkte, Nackenrollen, Hook-ups

Auf Details achten: Gehirnpunkte, Überkreuzbewegung, Erdpunkte, Liegende Acht

Ruhig bleiben: Erdpunkte, Hook-ups, Positive Punkte

Probleme lösen: Überkreuzbewegung, Balancepunkte, Nackenrollen, Positive Punkte

Die eigenen Programmierfähigkeiten ausbauen: Wadenpumpe, Elefant, Nackenrollen, Eule

Technische Störungsquellen aufspüren und beseitigen: Erdpunkte, Raumpunkte, Energetisierer, Hook-ups

Den Zeitplan einhalten: Bauchatmen, Erdpunkte, Balancepunkte, Positive Punkte, Hook-ups

Sich wohl fühlen, wenn man alleine arbeitet: Wasser trinken, Gehirnpunkte, Überkreuzbewegung, Hook-ups

„Am Ball" bleiben: Beckenschaukel, Energetisierer, Überkreuzbewegung

Langfristige Strategien planen: Wadenpumpe, Erden, Schwerkraftgleiter, Elefant

Positiv eingestellt bleiben: Positive Punkte, Hook-ups, Balancepunkte

Datenverarbeitung

Bequem sitzen: Armaktivierung, Erden, Schwerkraftgleiter, Überkreuzbewegung (im Sitzen)

Sich am Computer wohl fühlen: Wasser trinken, Gehirnpunkte, Balancepunkte, Nackenrollen, Hook-ups

Ziffernfolgen richtig eingeben: Wadenpumpe, Elefant, Nackenrollen, Eule, Schwerkraftgleiter, Simultanzeichnen

Daten schnell und mühelos erfassen: Wasser trinken, Gehirnpunkte, Nackenrollen, Hook-ups

Vorgänge an der Tastatur koordinieren: Armaktivierung, Simultanzeichnen, Liegende Acht, Alphabet-Acht

Der Augenermüdung am Computer vorbeugen: Wasser trinken, Gehirnpunkte, Überkreuzbewegung, Liegende Acht

Mit Listen am Computer arbeiten: Erdpunkte, Raumpunkte, Balancepunkte

Daten exakt eingeben: Gehirnpunkte, Balancepunkte, Erdpunkte, Denkmütze

Auf korrekte Rechtschreibung achten: Erdpunkte, Elefant, An ein X denken, Eule

Mit Schwung dabeibleiben: Hook-ups, Wadenpumpe, Schwerkraftgleiter

Kundendienst

Vertrauen vermitteln: Denkmütze, Eule, Überkreuzbewegung, Positive Punkte

Übereinstimmung (gleiche „Wellenlänge") entwickeln: Fußpumpe, Energiegähnen, Liegende Acht, Wadenpumpe

Sich beim Umgang mit Menschen wohl fühlen: Wadenpumpe, Fußpumpe, Energiegähnen, Energetisierer

Positiv eingestellt bleiben: Positive Punkte, Hook-ups, Balancepunkte

Mit Beschwerden umgehen: Fußpumpe, Schwerkraftgleiter, Wadenpumpe

Mit Ablehnung umgehen: Bauchatmen, Nackenrollen, Energiegähnen, Positive Punkte, Hook-ups

Selbstkontrolle bewahren: Balancepunkte, Hook-ups, Positive Punkte

Sinn für Humor bewahren: Beckenschaukel, Armaktivierung, Denkmütze, Energiegähnen, Hook-ups

Klangfarbigkeit der Stimme am Telefon beibehalten: Eule, Elefant, Energiegähnen, Denkmütze, Hook-ups

Sich beim Telefonieren wohl fühlen: Balancepunkte, Eule, Elefant, Armaktivierung, Energiegähnen, Denkmütze

Leserlich schreiben: Armaktivierung, Simultanzeichnen, Liegende Acht, Alphabet-Acht

Leitungs- und Kontrollfunktionen

Positiv eingestellt bleiben: Positive Punkte, Hook-ups, Balancepunkte

Auf Ziele hin arbeiten: Balancepunkte, Hook-ups, Positive Punkte

Wirkungsvoll kommunizieren: Wadenpumpe, Fußpumpe, Liegende Acht, Energiegähnen

Andere Standpunkte erkennen: Wadenpumpe, Fußpumpe, Hook-ups

Mit Taktgefühl auftreten: Wadenpumpe, Erden, Schwerkraftgleiter, Fußpumpe

Verantwortung delegieren: Erden, Schwerkraftgleiter, Eule

Grenzen setzen: Positive Punkte, Hook-ups, Balancepunkte

Konstruktive Kritik üben: Nackenrollen, Energiegähnen, Bauchatmen

Personalentscheidungen treffen: Fußpumpe, Erden, Wadenpumpe, Schwerkraftgleiter

Vorgaben erfüllen: Erdpunkte, Raumpunkte, Balancepunkte

Verantwortung übernehmen: Positive Punkte, An ein X denken, Bauchatmen

In der Körperhaltung beweglich bleiben: Armaktivierung, Überkreuzbewegung, Schwerkraftgleiter, Energetisierer

Leserlich schreiben: Armaktivierung, Simultanzeichnen, Liegende Acht, Alphabet-Acht

Lesen ohne Augenermüdung: Wasser trinken, Gehirnpunkte, Erdpunkte, Liegende Acht, Überkreuzbewegung, An ein X denken

Lesen und verstehen: Fußpumpe, Schwerkraftgleiter, Erden, Wadenpumpe

Den Zeitplan einhalten: Bauchatmen, Erdpunkte, Balancepunkte, Positive Punkte, Hook-ups

Management

Prioritäten setzen: Raumpunkte, Denkmütze, Überkreuzbewegung, Hook-ups

Positiv eingestellt bleiben: Positive Punkte, Hook-ups, Balancepunkte

Kreativität erschließen: Simultanzeichnen, Fußpumpe, Wadenpumpe, Energiegähnen

Personalentscheidungen treffen: Fußpumpe, Erden, Wadenpumpe, Schwerkraftgleiter

Führungsqualitäten zur Geltung bringen: Fußpumpe, Wadenpumpe, Liegende Acht, Energiegähnen

Verantwortung delegieren: Erden, Schwerkraftgleiter, Eule

Langfristige Strategien planen: Wadenpumpe, Erden, Schwerkraftgleiter, Elefant

Vorgaben erfüllen: Erdpunkte, Raumpunkte, Balancepunkte

Gute Mitarbeiterbeziehungen aufbauen: Überkreuzbewegung, Beckenschaukel, Nackenrollen, Energiegähnen, Bauchatmen

Ein Team aufbauen: Beckenschaukel, Wadenpumpe, Balancepunkte, Überkreuzbewegung, Liegende Acht

Konstruktive Kritik üben: Nackenrollen, Energiegähnen, Bauchatmen

Mit Kritik umgehen: Wadenpumpe, Hook-ups, Positive Punkte

Sinn für Humor bewahren: Beckenschaukel, Armaktivierung, Denkmütze, Energiegähnen, Hook-ups

Betriebliche Ressourcen optimal einsetzen: Balancepunkte, Erdpunkte, Raumpunkte

Gespräche führen: Fußpumpe, Wadenpumpe, Energiegähnen, Liegende Acht

Frei sprechen in der Öffentlichkeit: Elefant, Eule, Energiegähnen, Denkmütze, Überkreuzbewegung, Hook-ups, Positive Punkte

Lesen und verstehen: Fußpumpe, Schwerkraftgleiter, Erden, Wadenpumpe

Laut lesen: Beckenschaukel, Nackenrollen, Energiegähnen, Bauchatmen

Schnell lesen: Wadenpumpe, Überkreuzbewegung, Liegende Acht, An ein X denken

Wirkungsvoll formulieren: Wadenpumpe, Fußpumpe, Eule, Energiegähnen

Ziele setzen und realisieren: Wasser trinken, Gehirnpunkte, Überkreuzbewegung, Hook-ups

Zu seinen Wertvorstellungen stehen: Wadenpumpe, Fußpumpe, Energiegähnen, Hook-ups

Konferenzen leiten: Wadenpumpe, Gehirnpunkte, Balancepunkte, Hook-ups

Öffentlichkeitsarbeit

Sich ein positives Selbstbild erschließen: Positive Punkte, Hook-ups, Balancepunkte

Sich gut erinnern: Elefant, Eule, Denkmütze

Die eigene Erscheinung wertschätzen: Erdpunkte, Raumpunkte, Balancepunkte

Vertrauen vermitteln: Denkmütze, Eule, Überkreuzbewegung, Positive Punkte

Ruhig bleiben: Erdpunkte, Hook-ups, Positive Punkte

Sich beim Telefonieren wohl fühlen: Balancepunkte, Elefant, Eule, Armaktivierung, Energiegähnen, Denkmütze

Klangfarbigkeit der Stimme am Telefon beibehalten: Elefant, Energiegähnen, Eule, Denkmütze, Hook-ups

Sich beim Umgang mit Menschen wohl fühlen: Wadenpumpe, Fußpumpe, Energiegähnen, Energetisierer

Sinn für Humor bewahren: Beckenschaukel, Armaktivierung, Denkmütze, Energiegähnen, Hook-ups

Wirkungsvoll formulieren: Wadenpumpe, Fußpumpe, Eule, Energiegähnen

Sich am Computer wohl fühlen: Wasser trinken, Gehirnpunkte, Balancepunkte, Nackenrollen, Hook-ups

Tastaturen flüssig bedienen: Gehirnpunkte, Balancepunkte, Erdpunkte, Armaktivierung, Simultanzeichnen, Liegende Acht

Mehrere Aufgaben parallel erledigen: Gehirnpunkte, Erden, Hook-ups

Sekretariatsaufgaben

Aktiv und aufmerksam zuhören: Denkmütze, Elefant, Eule

Schreibarbeiten gut organisieren: Simultanzeichnen, Beckenschaukel, Positive Punkte

Deutlich sprechen: Energiegähnen, Denkmütze, Elefant, Hook-ups

Positiv eingestellt bleiben: Positive Punkte, Hook-ups, Balancepunkte

Prioritäten setzen: Raumpunkte, Denkmütze, Überkreuzbewegung, Hook-ups

Telefonieren: Denkmütze, Elefant, Eule

Klangfarbigkeit der Stimme am Telefon beibehalten: Elefant, Energiegähnen, Eule, Denkmütze, Hook-ups

Diktat aufnehmen: Eule, Liegende Acht, Positive Punkte

Diktiergerät abhören: Wasser trinken, Denkmütze, Hook-ups

Bequem sitzen: Armaktivierung, Erden, Schwerkraftgleiter, Überkreuzbewegung (im Sitzen)

In der Körperhaltung beweglich bleiben: Armaktivierung, Überkreuzbewegung, Schwerkraftgleiter, Energetisierer

Briefe verfassen: Wadenpumpe, Fußpumpe, Eule, Energiegähnen

Leserlich schreiben: Armaktivierung, Simultanzeichnen, Liegende Acht, Alphabet-Acht

Fortsetzung Sekretariatsaufgaben

Lesen und verstehen: Fußpumpe, Schwerkraftgleiter, Erden, Wadenpumpe

Lesen ohne Augenermüdung: Wasser trinken, Gehirnpunkte, Erdpunkte, Liegende Acht, Überkreuzbewegung, An ein X denken

Auf korrekte Rechtschreibung achten: Erdpunkte, Elefant, An ein X denken, Eule

Anweisungen ausführen: Denkmütze, Balancepunkte, Eule, Elefant, Überkreuzbewegung, Hook-ups

Rechnen: Erdpunkte, Raumpunkte, Balancepunkte, Denkmütze, Eule, Energiegähnen

Die Ablage erledigen: Balancepunkte, Erdpunkte, Raumpunkte

Inventar und Material instand halten: Überkreuzbewegung, Erden, Schwerkraftgleiter, Eule, Energetisierer

Mit Kritik umgehen: Wadenpumpe, Hook-ups, Positive Punkte

Sicher und bestimmt sein: Balancepunkte, Hook-ups, Positive Punkte

Sich am Computer wohl fühlen: Wasser trinken, Gehirnpunkte, Balancepunkte, Nackenrollen, Hook-ups

Vorgänge an der Tastatur koordinieren: Armaktivierung, Simultanzeichnen, Liegende Acht, Alphabet-Acht

Den Zeitplan einhalten: Bauchatmen, Erdpunkte, Balancepunkte, Positive Punkte, Hook-ups

Technische Aufgaben

Bequem sitzen: Armaktivierung, Erden, Schwerkraftgleiter, Überkreuzbewegung (im Sitzen)

Sich am Computer wohl fühlen: Wasser trinken, Gehirnpunkte, Balancepunkte, Nackenrollen, Hook-ups

Vorgänge an der Tastatur koordinieren: Armaktivierung, Simultanzeichnen, Liegende Acht, Alphabet-Acht

Sich gut erinnern: Elefant, Eule, Denkmütze

Manuelle Fertigkeiten einsetzen: Gehirnpunkte, Armaktivierung, Überkreuzbewegung

Selbstvertrauen bewahren: Balancepunkte, Erdpunkte, Raumpunkte

Sinn für Humor bewahren: Beckenschaukel, Armaktivierung, Denkmütze, Energiegähnen, Hook-ups

Technische Störungsquellen aufspüren und beseitigen: Erdpunkte, Raumpunkte, Energetisierer, Hook-ups

Lesen ohne Augenermüdung: Wasser trinken, Gehirnpunkte, Erdpunkte, Liegende Acht, Überkreuzbewegung, An ein X denken

Daten exakt eingeben: Gehirnpunkte, Balancepunkte, Erdpunkte, Denkmütze

Wirkungsvoll formulieren: Wadenpumpe, Fußpumpe, Eule, Energiegähnen

In der Körperhaltung beweglich bleiben: Armaktivierung, Überkreuzbewegung, Schwerkraftgleiter, Energetisierer

Den Zeitplan einhalten: Bauchatmen, Erdpunkte, Balancepunkte, Positive Punkte, Hook-ups

Telefonmarketing

Bequem sitzen: Armaktivierung, Erden, Schwerkraftgleiter, Überkreuzbewegung (im Sitzen)

Telefonieren: Denkmütze, Elefant, Eule

Telefonische Erstgespräche führen: Positive Punkte, Denkmütze, Eule, Überkreuzbewegung

Sich beim Telefonieren wohl fühlen: Balancepunkte, Elefant, Eule, Armaktivierung, Energiegähnen, Denkmütze

Klangfarbigkeit der Stimme am Telefon beibehalten: Elefant, Energiegähnen, Eule, Denkmütze, Hook-ups

Aktiv und aufmerksam zuhören: Denkmütze, Elefant, Eule

Fragen beantworten: Wadenpumpe, Erden, Fußpumpe

Sicher und bestimmt sein: Balancepunkte, Hook-ups, Positive Punkte

Übereinstimmung entwickeln (gleiche „Wellenlänge"): Fußpumpe, Energiegähnen, Liegende Acht, Wadenpumpe

Mit Enttäuschungen umgehen: Positive Punkte, Hook-ups

Andere Standpunkte erkennen: Wadenpumpe, Fußpumpe, Hook-ups

„Am Ball" bleiben: Beckenschaukel, Energetisierer, Überkreuzbewegung

Sich einen Text einprägen: Eule, Elefant, Energiegähnen, Denkmütze

Sich an Produktinformationen erinnern: Balancepunkte, Nackenrollen, Überkreuzbewegung, Positive Punkte

Mit Einwänden ruhig umgehen: Energiegähnen, Nackenrollen, Bauchatmen

Mit Ablehnung umgehen: Bauchatmen, Nackenrollen, Energiegähnen, Positive Punkte, Hook-ups

Sinn für Humor bewahren: Beckenschaukel, Armaktivierung, Denkmütze, Energiegähnen, Hook-ups

Ziele setzen und realisieren: Wasser trinken, Gehirnpunkte, Überkreuzbewegung, Hook-ups

Sich beim Umgang mit Menschen wohl fühlen: Wadenpumpe, Fußpumpe, Energiegähnen, Energetisierer

Positiv eingestellt bleiben: Positive Punkte, Hook-ups, Balancepunkte

Auf Details achten: Gehirnpunkte, Überkreuzbewegung, Erdpunkte, Liegende Acht

Schreibarbeiten gut organisieren: Simultanzeichnen, Beckenschaukel, Positive Punkte

Sich wiederholende Schreibarbeiten erledigen: Armaktivierung, Simultanzeichnen, Alphabet-Acht, Energiegähnen

In der Körperhaltung beweglich bleiben: Armaktivierung, Überkreuzbewegung, Schwerkraftgleiter

Texte verfassen, redigieren, Korrektur lesen

Kreativität erschließen: Simultanzeichnen, Fußpumpe, Wadenpumpe, Energiegähnen

Wirkungsvoll formulieren: Wadenpumpe, Fußpumpe, Eule, Energiegähnen

Leserlich schreiben: Armaktivierung, Simultanzeichnen, Liegende Acht, Alphabet-Acht

Schnell lesen: Wadenpumpe, Überkreuzbewegung, Liegende Acht, An ein X denken

Auf korrekte Rechtschreibung achten: Erdpunkte, Elefant, An ein X denken, Eule

Lesen ohne Augenermüdung: Wasser trinken, Gehirnpunkte, Erdpunkte, Liegende Acht, Überkreuzbewegung, An ein X denken

Schreibarbeiten gut organisieren: Simultanzeichnen, Beckenschaukel, Positive Punkte

Sich am Computer wohl fühlen: Wasser trinken, Gehirnpunkte, Balancepunkte, Nackenrollen, Hook-ups

Prioritäten setzen: Raumpunkte, Denkmütze, Überkreuzbewegung, Hook-ups

Mit Kritik umgehen: Wadenpumpe, Hook-ups, Positive Punkte

Selbstvertrauen bewahren: Balancepunkte, Erdpunkte, Raumpunkte

Sinn für Humor bewahren: Beckenschaukel, Armaktivierung, Denkmütze, Energiegähnen, Hook-ups

In der Körperhaltung beweglich bleiben: Armaktivierung, Überkreuzbewegung, Schwerkraftgleiter, Energetisierer

Bequem sitzen: Armaktivierung, Erden, Schwerkraftgleiter, Überkreuzbewegung (im Sitzen)

Verkauf

Telefonische Erstgespräche führen: Positive Punkte, Denkmütze, Eule, Überkreuzbewegung

Übereinstimmung entwickeln (gleiche Wellenlänge): Fußpumpe, Energiegähnen, Liegende Acht, Wadenpumpe

Sich wohl fühlen, wenn man alleine arbeitet: Wasser trinken, Gehirnpunkte, Überkreuzbewegung, Hook-ups

Im Team arbeiten: Simultanzeichnen, Fußpumpe, Wadenpumpe

Sich beim Autofahren wohl fühlen: Balancepunkte, Liegende Acht, Hook-ups, Positive Punkte

Sich auf Flugreisen wohl fühlen: Balancepunkte, Elefant, Liegende Acht, Überkreuzbewegung, Hook-ups, Positive Punkte

Sich beim Umgang mit Menschen wohl fühlen: Wadenpumpe, Fußpumpe, Energiegähnen, Energetisierer

Positiv eingestellt bleiben: Positive Punkte, Hook-ups, Balancepunkte

Sich wiederholende Schreibarbeiten erledigen: Gehirnpunkte, Erdpunkte, Armaktivierung, Liegende Acht, Alphabet-Acht

In der Körperhaltung beweglich bleiben: Armaktivierung, Überkreuzbewegung, Schwerkraftgleiter, Energetisierer

„Am Ball" bleiben: Beckenschaukel, Energetisierer, Überkreuzbewegung

Leserlich schreiben: Armaktivierung, Simultanzeichnen, Liegende Acht, Alphabet-Acht

Wirkungsvoll formulieren: Wadenpumpe, Fußpumpe, Eule, Energiegähnen

Telefonieren: Denkmütze, Elefant, Eule

Versand und Annahme von Lieferungen

In der Körperhaltung beweglich bleiben: Armaktivierung, Überkreuzbewegung, Schwerkraftgleiter, Energetisierer

Kartons packen und zuordnen: Erden, Schwerkraftgleiter, Gehirnpunkte, Erdpunkte, Raumpunkte

Lieferscheine / Rechnungen und Waren zuordnen: Balancepunkte, Eule, Überkreuzbewegung, Liegende Acht

Inventar und Material instand halten: Überkreuzbewegung, Erden, Schwerkraftgleiter, Eule, Energetisierer

Positiv eingestellt bleiben: Positive Punkte, Hook-ups, Balancepunkte

Mehrere Aufgaben parallel erledigen: Gehirnpunkte, Erden, Hook-ups

Etwas zu Ende bringen: Hook-ups, Energiegähnen, Fußpumpe, Wadenpumpe

Bequem sitzen: Armaktivierung, Erden, Schwerkraftgleiter, Überkreuzbewegung (im Sitzen)

Sich am Computer wohl fühlen: Wasser trinken, Gehirnpunkte, Balancepunkte, Nackenrollen, Hook-ups

Tastaturen flüssig bedienen: Gehirnpunkte, Balancepunkte, Erdpunkte, Armaktivierung, Simultanzeichnen, Liegende Acht

Geldautomaten bedienen: Wasser trinken, Gehirnpunkte, Erdpunkte, Raumpunkte, Liegende Acht

Den Zeitplan einhalten: Bauchatmen, Erdpunkte, Balancepunkte, Positive Punkte, Hook-ups

Genau lesen: Wasser trinken, Gehirnpunkte, Erdpunkte, Liegende Acht, Überkreuzbewegung

Rechnen: Erdpunkte, Raumpunkte, Balancepunkte, Denkmütze, Eule, Energiegähnen

Auf korrekte Rechtschreibung achten: Erdpunkte, Elefant, An ein X denken, Eule

Auf Details achten: Gehirnpunkte, Überkreuzbewegung, Erdpunkte, Liegende Acht

Sich wiederholende Schreibarbeiten erledigen: Gehirnpunkte, Erdpunkte, Armaktivierung, Liegende Acht, Alphabet-Acht

Schreibarbeiten gut organisieren: Simultanzeichnen, Beckenschaukel, Positive Punkte

Anweisungen ausführen: Denkmütze, Balancepunkte, Eule, Elefant, Überkreuzbewegung, Hook-ups

Sich beim Telefonieren wohl fühlen: Balancepunkte, Elefant, Eule, Armaktivierung, Energiegähnen, Denkmütze

Sich beim Autofahren wohl fühlen: Balancepunkte, Liegende Acht, Hook-ups, Positive Punkte

Verwaltungsassistenz

Effektiv kommunizieren: Wadenpumpe, Fußpumpe, Liegende Acht, Energiegähnen

Sich beim Umgang mit Menschen wohl fühlen: Wadenpumpe, Fußpumpe, Energiegähnen, Energetisierer

Im Team arbeiten: Simultanzeichnen, Fußpumpe, Wadenpumpe

Selbstvertrauen bewahren: Balancepunkte, Erdpunkte, Raumpunkte

Aktiv und aufmerksam zuhören: Denkmütze, Elefant, Eule

Sich gut erinnern: Elefant, Eule, Denkmütze

Andere Standpunkte erkennen: Wadenpumpe, Fußpumpe, Hook-ups

Positiv eingestellt bleiben: Positive Punkte, Hook-ups, Balancepunkte

Die Aufmerksamkeit konzentrieren: Wadenpumpe, Fußpumpe, Schwerkraftgleiter, Eule

Sinn für Humor bewahren: Beckenschaukel, Armaktivierung, Denkmütze, Energiegähnen, Hook-ups

Mit Beschwerden umgehen: Fußpumpe, Schwerkraftgleiter, Wadenpumpe

Mit Kritik umgehen: Wadenpumpe, Hook-ups, Positive Punkte

Auf Details achten: Gehirnpunkte, Überkreuzbewegung, Erdpunkte, Liegende Acht

Die Ablage erledigen: Balancepunkte, Erdpunkte, Raumpunkte

Anweisungen ausführen: Denkmütze, Balancepunkte, Eule, Elefant, Überkreuzbewegung, Hook-ups

Den Zeitplan einhalten: Bauchatmen, Erdpunkte, Balancepunkte, Positive Punkte, Hook-ups

Massenpostversand organisieren: Wasser trinken, Erden, Überkreuzbewegung, An ein X denken

Botengänge einteilen und durchführen: Denkmütze, Liegende Acht, Überkreuzbewegung

Lesen ohne Augenermüdung: Wasser trinken, Gehirnpunkte, Erdpunkte, Liegende Acht, Überkreuzbewegung, An ein X denken

Sich am Computer wohl fühlen: Wasser trinken, Gehirnpunkte, Balancepunkte, Nackenrollen, Hook-ups

Geistig flexibel bleiben: Fußpumpe, Beckenschaukel, Überkreuzbewegung (im Sitzen), Energetisierer

Leserlich schreiben: Armaktivierung, Simultanzeichnen, Liegende Acht, Alphabet-Acht

Lesen und verstehen: Fußpumpe, Schwerkraftgleiter, Erden, Wadenpumpe

Schnell lesen: Wadenpumpe, Überkreuzbewegung, Liegende Acht, An ein X denken

Auf korrekte Rechtschreibung achten: Erdpunkte, Elefant, An ein X denken, Eule

Sich beim Autofahren wohl fühlen: Balancepunkte, Liegende Acht, Hook-ups, Positive Punkte

Verzeichnis einzelner beruflicher Anforderungen

Mit Hilfe der fett gedruckten, alphabetisch geordneten Schlüsselbegriffe können Sie bestimmen, an welcher Fähigkeit Sie arbeiten wollen und welche BRAIN-GYM®-Aktivitäten dazu jeweils empfohlen werden. Die BRAIN-GYM®-Aktivitäten finden Sie jeweils in der Reihenfolge, die aufgrund jahrelanger Erfahrungen empfohlen wird. Mit der Zeit werden Sie möglicherweise eine eigene, für Sie günstige Übungsabfolge herausfinden.

a b c d e f g h i j k l m n

a b c d e f g h i j k l m n

Die **Ablage** erledigen: Balancepunkte, Erdpunkte, Raumpunkte

Mit **Ablehnung** umgehen: Bauchatmen, Nackenrollen, Energiegähnen, Positive Punkte, Hook-ups

Sich wohl fühlen, wenn man **alleine** arbeitet: Wasser trinken, Gehirnpunkte, Überkreuzbewegung, Hook-ups

„Am Ball" bleiben: Beckenschaukel, Energetisierer, Überkreuzbewegung

Anweisungen ausführen: Denkmütze, Balancepunkte, Eule, Elefant, Überkreuzbewegung, Hook-ups

Die **Aufmerksamkeit** konzentrieren: Wadenpumpe, Fußpumpe, Schwerkraftgleiter, Eule

Der **Augenermüdung** am Computer vorbeugen: Wasser trinken, Gehirnpunkte, Überkreuzbewegung, Liegende Acht

Lesen ohne **Augenermüdung:** Wasser trinken, Gehirnpunkte, Erdpunkte, Liegende Acht, Überkreuzbewegung, An ein X denken

Sich beim **Autofahren** wohl fühlen: Balancepunkte, Liegende Acht, Hook-ups, Positive Punkte

Mit **Beschwerden** umgehen: Fußpumpe, Schwerkraftgleiter, Wadenpumpe

Botengänge einteilen und durchführen: Denkmütze, Liegende Acht, Überkreuzbewegung

Briefe verfassen: Wadenpumpe, Fußpumpe, Eule, Energiegähnen

Sich am **Computer** wohl fühlen: Wasser trinken, Gehirnpunkte, Balancepunkte, Nackenrollen, Hook-ups

Daten schnell und mühelos erfassen: Wasser trinken, Gehirnpunkte, Nackenrollen, Hook-ups

Daten exakt eingeben: Gehirnpunkte, Balancepunkte, Erdpunkte, Denkmütze

Auf **Details** achten: Gehirnpunkte, Überkreuzbewegung, Erdpunkte, Liegende Acht

Diktat aufnehmen: Eule, Liegende Acht, Positive Punkte

Diktiergerät abhören: Wasser trinken, Denkmütze, Hook-ups

Sich einen Text **einprägen:** Eule, Elefant, Energiegähnen, Denkmütze

Mit **Einwänden** ruhig umgehen: Energiegähnen, Nackenrollen, Bauchatmen

Etwas zu **Ende** bringen: Hook-ups, Energiegähnen, Fußpumpe, Wadenpumpe

Mit **Enttäuschungen** umgehen: Positive Punkte, Hook-ups

Sich gut **erinnern:** Elefant, Eule, Denkmütze

Die eigene **Erscheinung** wertschätzen: Erdpunkte, Raumpunkte, Balancepunkte

Geistig **flexibel** bleiben: Fußpumpe, Beckenschaukel, Überkreuzbewegung (im Sitzen), Energetisierer

Sich auf **Flugreisen** wohl fühlen: Balancepunkte, Elefant, Liegende Acht, Überkreuzbewegung, Hook-ups, Positive Punkte

Formulare ausfüllen: Armaktivierung, Simultanzeichnen, Alphabet-Acht, Energiegähnen

a b c d e f g h i j k l m n

Wirkungsvoll **formulieren:** Wadenpumpe, Fußpumpe, Eule, Energiegähnen

Fragen beantworten: Wadenpumpe, Erden, Fußpumpe

Frei sprechen in der Öffentlichkeit: Elefant, Eule, Energiegähnen, Denkmütze, Überkreuzbewegung, Hook-ups, Positive Punkte

Führungsqualitäten einsetzen: Fußpumpe, Wadenpumpe, Liegende Acht, Energiegähnen

Geldautomaten bedienen: Wasser trinken, Gehirnpunkte, Erdpunkte, Raumpunkte, Liegende Acht

Gesetzestexte interpretieren: Gehirnpunkte, Erdpunkte, Liegende Acht, Positive Punkte

Gespräche führen: Fußpumpe, Wadenpumpe, Energiegähnen, Liegende Acht

Grenzen setzen: Positive Punkte, Hook-ups, Balancepunkte

Sinn für **Humor** bewahren: Beckenschaukel, Armaktivierung, Denkmütze, Energiegähnen, Hook-ups

Inventar und Material **instand halten:** Überkreuzbewegung, Erden, Schwerkraftgleiter, Eule, Energetisierer

Kartons packen und zuordnen: Erden, Schwerkraftgleiter, Gehirnpunkte, Erdpunkte, Raumpunkte

Klangfarbigkeit der Stimme am Telefon beibehalten: Elefant, Energiegähnen, Eule, Denkmütze, Hook-ups

Mit Auftraggebern **kommunizieren:** Energiegähnen, Fußpumpe, Wadenpumpe, Schwerkraftgleiter

Effektiv **kommunizieren:** Wadenpumpe, Fußpumpe, Liegende Acht, Energiegähnen

Konferenzen leiten: Wadenpumpe, Gehirnpunkte, Balancepunkte, Hook-ups

In der **Körperhaltung** beweglich bleiben: Armaktivierung, Überkreuzbewegung, Schwerkraftgleiter, Energetisierer

Kreativität erschließen: Simultanzeichnen, Fußpumpe, Wadenpumpe, Energiegähnen

Konstruktive **Kritik** üben: Nackenrollen, Energiegähnen, Bauchatmen

Mit **Kritik** umgehen: Wadenpumpe, Hook-ups, Positive Punkte

Lesen und verstehen: Fußpumpe, Schwerkraftgleiter, Erden, Wadenpumpe

Genau **lesen:** Wasser trinken, Gehirnpunkte, Erdpunkte, Liegende Acht, Überkreuzbewegung

Laut **lesen:** Beckenschaukel, Nackenrollen, Energiegähnen, Bauchatmen

Schnell **lesen:** Wadenpumpe, Überkreuzbewegung, Liegende Acht, An ein X denken

Lieferscheine / Rechnungen und Waren zuordnen: Balancepunkte, Eule, Überkreuzbewegung, Liegende Acht

Mit **Listen** am Computer arbeiten: Erdpunkte, Raumpunkte, Balancepunkte

Manuelle Fertigkeiten einsetzen: Gehirnpunkte, Armaktivierung, Überkreuzbewegung

Massenpostversand organisieren: Wasser trinken, Erden, Überkreuzbewegung, An ein X denken

Gute **Mitarbeiterbeziehungen** aufbauen: Überkreuzbewegung, Beckenschaukel, Nackenrollen, Energiegähnen, Bauchatmen

Mehrere Aufgaben **parallel** erledigen: Gehirnpunkte, Erden, Hook-ups

Personalentscheidungen treffen: Fußpumpe, Erden, Wadenpumpe, Schwerkraftgleiter

Positiv eingestellt bleiben: Positive Punkte, Hook-ups, Balancepunkte

Prioritäten setzen: Raumpunkte, Denkmütze, Überkreuzbewegung, Hook-ups

Probleme lösen: Überkreuzbewegung, Balancepunkte, Nackenrollen, Positive Punkte

Sich an **Produktinformationen** erinnern: Balancepunkte, Nackenrollen, Überkreuzbewegung, Positive Punkte

Die eigenen **Programmierfähigkeiten** ausbauen: Wadenpumpe, Elefant, Nackenrollen, Eule

Rechnen: Erdpunkte, Raumpunkte, Balancepunkte, Denkmütze, Eule, Energiegähnen

Auf korrekte **Rechtschreibung** achten: Erdpunkte, Elefant, An ein X denken, Eule

Betriebliche **Ressourcen** optimal einsetzen: Balancepunkte, Erdpunkte, Raumpunkte

Ruhig bleiben: Erdpunkte, Hook-ups, Positive Punkte

Sich wiederholende **Schreibarbeiten** erledigen: Gehirnpunkte, Erdpunkte, Armaktivierung, Liegende Acht, Alphabet-Acht

Schreibarbeiten gut organisieren: Simultanzeichnen, Beckenschaukel, Positive Punkte

Leserlich **schreiben:** Armaktivierung, Simultanzeichnen, Liegende Acht, Alphabet-Acht

Mit **Schwung** dabeibleiben: Hook-ups, Wadenpumpe, Schwerkraftgleiter

Sich ein positives **Selbstbild** erschließen: Positive Punkte, Hook-ups, Balancepunkte

Selbstkontrolle bewahren: Balancepunkte, Hook-ups, Positive Punkte

Selbstvertrauen bewahren: Balancepunkte, Erdpunkte, Raumpunkte

Sicher und bestimmt sein: Balancepunkte, Hook-ups, Positive Punkte

Bequem **sitzen:** Armaktivierung, Erden, Schwerkraftgleiter, Überkreuzbewegung (im Sitzen)

In **Spalten** arbeiten: Gehirnpunkte, Überkreuzbewegung, Erdpunkte, Raumpunkte, Liegende Acht

Deutlich **sprechen:** Energiegähnen, Denkmütze, Elefant, Hook-ups

Andere **Standpunkte** erkennen: Wadenpumpe, Fußpumpe, Hook-ups

Langfristige **Strategien** planen: Wadenpumpe, Erden, Schwerkraftgleiter, Elefant

Mit **Taktgefühl** auftreten: Wadenpumpe, Erden, Schwerkraftgleiter, Fußpumpe

a b c d e f g h i j k l m n

Tastaturen flüssig bedienen: Gehirnpunkte, Balancepunkte, Erdpunkte, Armaktivierung, Simultanzeichnen, Liegende Acht

Vorgänge an der **Tastatur** koordinieren: Armaktivierung, Simultanzeichnen, Liegende Acht, Alphabet-Acht

Im **Team** arbeiten: Simultanzeichnen, Fußpumpe, Wadenpumpe

Ein **Team** aufbauen: Beckenschaukel, Wadenpumpe, Balancepunkte, Überkreuzbewegung, Liegende Acht

Technische Störungen aufspüren und beseitigen: Erdpunkte, Raumpunkte, Energetisierer, Hook-ups

Telefonieren: Denkmütze, Elefant, Eule

Sich beim **Telefonieren** wohl fühlen: Balancepunkte, Elefant, Eule, Armaktivierung, Energiegähnen, Denkmütze

Telefonische Erstgespräche führen: Positive Punkte, Denkmütze, Eule, Überkreuzbewegung

Sich beim **Umgang mit Menschen** wohl fühlen: Wadenpumpe, Fußpumpe, Energiegähnen, Energetisierer

Übereinstimmung entwickeln (gleiche „Wellenlänge“): Fußpumpe, Energiegähnen, Liegende Acht, Wadenpumpe

Verantwortung delegieren: Erden, Schwerkraftgleiter, Eule

Verantwortung übernehmen: Positive Punkte, An ein X denken, Bauchatmen

Vertrauen vermitteln: Denkmütze, Eule, Überkreuzbewegung, Positive Punkte

Vorgaben erfüllen: Erdpunkte, Raumpunkte, Balancepunkte

Zu seinen **Wertvorstellungen** stehen: Wadenpumpe, Fußpumpe, Energiegähnen, Hook-ups

Den **Zeitplan** einhalten: Bauchatmen, Erdpunkte, Balancepunkte, Positive Punkte, Hook-ups

Ziele setzen und realisieren: Wasser trinken, Gehirnpunkte, Überkreuzbewegung, Hook-ups

Auf **Ziele** hin arbeiten: Balancepunkte, Hook-ups, Positive Punkte

Ziffernfolgen richtig eingeben: Wadenpumpe, Elefant, Nackenrollen, Eule, Schwerkraftgleiter, Simultanzeichnen

Aktiv und aufmerksam **zuhören:** Denkmütze, Elefant, Eule

Die BRAIN-GYM®-Übungen

Vorbemerkung

Wir empfehlen Ihnen, bei den im folgenden beschriebenen Übungen – übrigens auch bei allen anderen Aktivitäten – immer darauf zu achten:

Der Schlüssel für koordiniertes Atmen

lautet (ganz gleich, ob Sie sich beugen, öffnen oder erheben):

Ausatmen bei Bewegungen, bei denen Sie Ihre Gliedmaßen ausstrecken (längen), Energie nach außen geben.

Einatmen, wenn Sie Ihre Gliedmaßen an sich heranziehen oder Ihre Energie wieder nach innen wenden.

Das ist alles, was Sie für eine ausgewogene Koordination von Bewegung und Atmung brauchen. Je länger Sie BRAIN-GYM® praktizieren, desto automatischer geschieht dies.

Auf den folgenden Seiten finden Sie Beschreibungen der Übungen in alphabetischer Reihenfolge.

Alphabet-Acht

Legen Sie ein Blatt Papier oder etwas anderes zum Schreiben vor sich hin, genau in die Mitte. Beginnen Sie mit einem Stift Liegende Achten übereinander zu zeichnen, ohne dabei abzusetzen. *(Abbildung 1)*

Schritt 1: Zeichnen Sie drei Liegende Achten mit der linken Hand, drei weitere mit der rechten Hand und anschließend drei mit beiden Hände zusammen. Halten Sie dabei Ihren Blick auf die Spitze des Stiftes gerichtet. *(Abb. 1)*

Schritt 2: Zeichnen Sie drei Liegende Achten mit der Hand, mit der Sie gewöhnlich schreiben. Ohne abzusetzen, schreiben Sie nun ein kleines „a" in Druckschrift auf die linke Seite der zuletzt gezeichneten Acht. Fahren Sie mit zwei weiteren Achten fort. *(Abb. 2)*

Schritt 3: Zeichnen Sie weitere drei Liegende Achten. Mit einem Abwärtsstrich auf der Mittellinie beginnend, schreiben Sie nun ein „b" auf die rechte Seite der letzten Acht. Fahren Sie mit zwei weiteren Achten fort. *(Abb. 2)*

Schritt 4: Wiederholen Sie diese Sequenz mit dem Buchstaben „c" auf der linken Seite und eine weitere mit einem „d", ebenfalls auf der linken Seite. *(Abb. 3)*

Was die Alphabet-Acht bewirkt:

Die Alphabet-Acht ist eine Abwandlung der Liegenden Acht. Sie integriert die am Schreiben von Druckbuchstaben beteiligten Bewegungen. Viele Menschen sind eher in der Lage, automatisch zu schreiben, wenn sie einmal stärker die Ähnlichkeiten der Buchstaben statt der Unterschiede spüren. Dabei wird der Kopf frei für kreatives Denken.

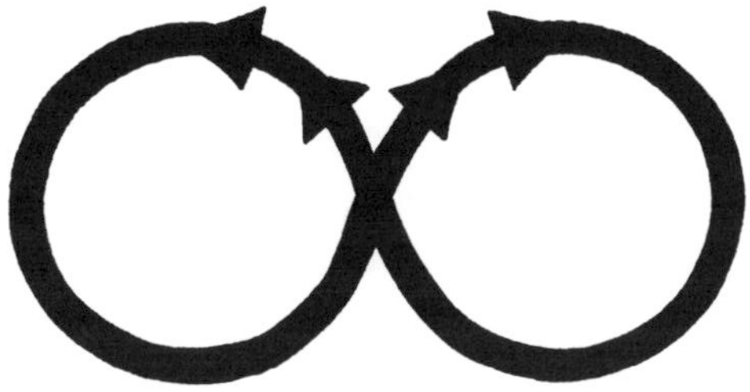

Abbildung 1

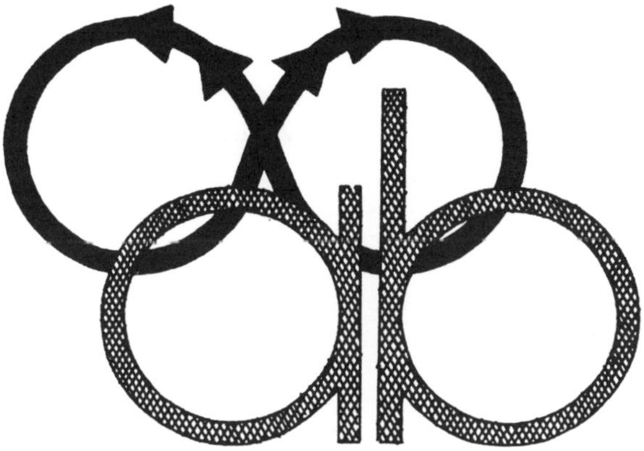

Abbildung 2

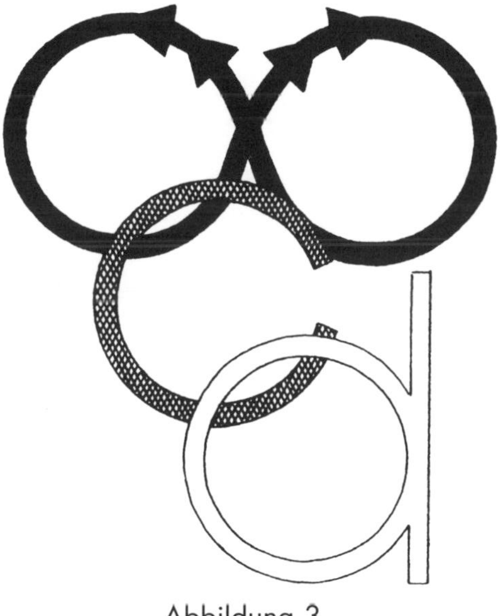

Abbildung 3

Armaktivierung

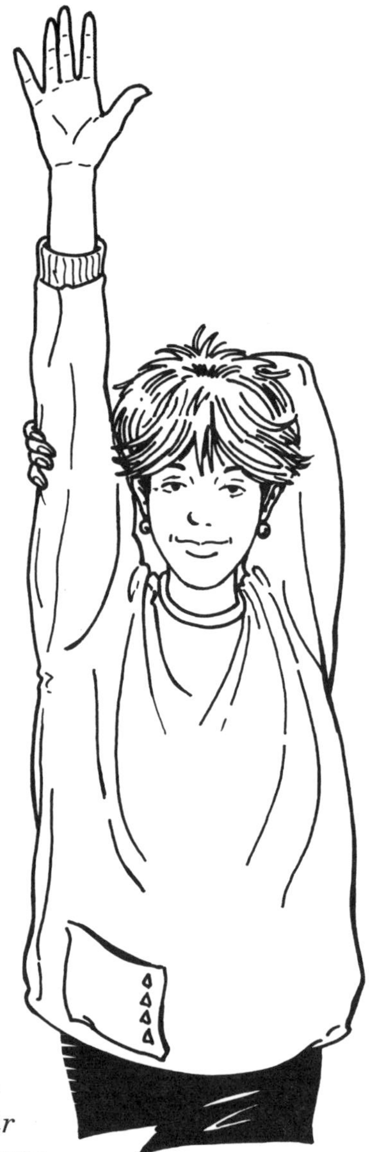

Strecken Sie Ihren rechten Arm gerade nach oben. Legen Sie Ihre linke Hand oberhalb der rechten Schulter auf den Armmuskel. Atmen Sie durch den Mund langsam und sanft aus, während Sie für circa acht Sekunden den rechten Arm gegen Ihre linke Hand isometrisch nach vorn drücken. Lassen Sie den Druck nach und atmen Sie ein.

Machen Sie weiter, indem Sie bei der Ausatmung mit der linken Hand in die drei anderen Richtungen drücken: zum Ohr hin, seitlich nach außen und nach hinten.

Wiederholen Sie das Ganze mit dem anderen Arm.

Was die Armaktivierung bewirkt:

Die Armaktivierung längt die Muskeln des oberen Brustkorbs und der Schultern, also in den Bereichen, von denen die muskuläre Steuerung und Kontrolle sowohl für grob- wie für feinmotorische Bewegungen ausgeht. Diese Übung entspannt und koordiniert die Schulter- und Armmuskulatur und macht den Kopf frei, so daß Handschrift, Rechtschreibung und kreatives Schreiben leichter fallen. (Kreatives Schreiben meint hier das Formulieren eigener Gedanken im Gegensatz zum (Ab-)Schreiben vorgegebener Texte. Anm. des Verlags)

Balancepunkte

Legen Sie zwei oder drei Fingerspitzen hinter ein Ohr, in die Vertiefung unter dem Schädelrand, etwa drei Fingerbreit vom Ohr entfernt. Legen Sie die andere Hand auf den Bauchnabel und halten Sie diese Punkte für eine halbe bis eine Minute, während Sie tief atmen.

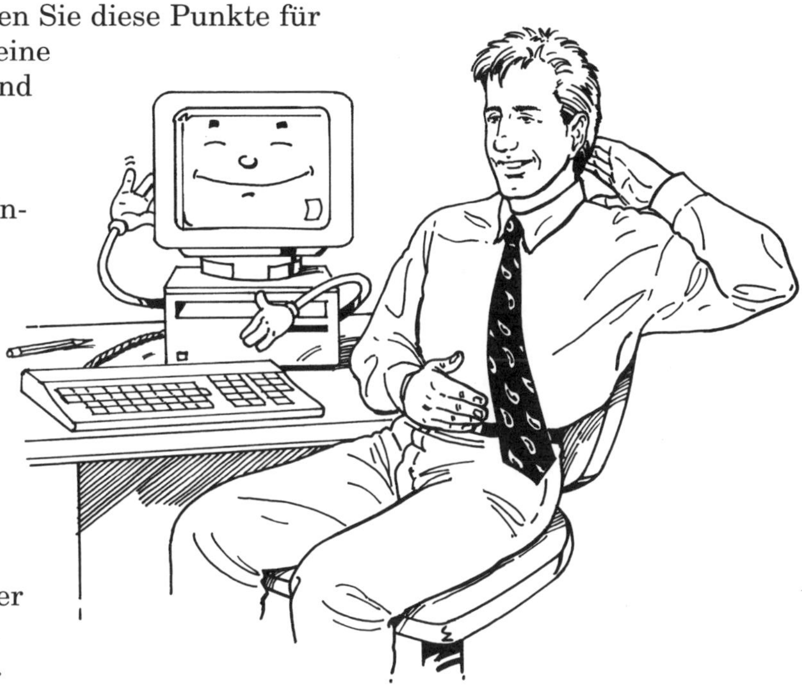

Wenn Sie Verspannungen hinter Ihrem Ohr spüren, machen Sie mit Ihrer Nase kleine Kreise. Damit drücken Sie den Kopf gegen die Finger und massieren diesen Bereich.

Dann wiederholen Sie die Übung auf der anderen Seite.

Was die Balancepunkte bewirken:

Die Balancepunkte stimulieren das Gleichgewichtssystem des Innenohres. Ihr Gleichgewichtsgefühl wird dadurch wiederhergestellt, Ohren und Körper entspannen sich, Ihre Aufmerksamkeit wird frei für müheloses Denken und Handeln. Entscheidungen fällen, sich konzentrieren, Probleme lösen – alles fällt leichter, da auch die Körperorganisation optimiert wird.

Bauchatmen

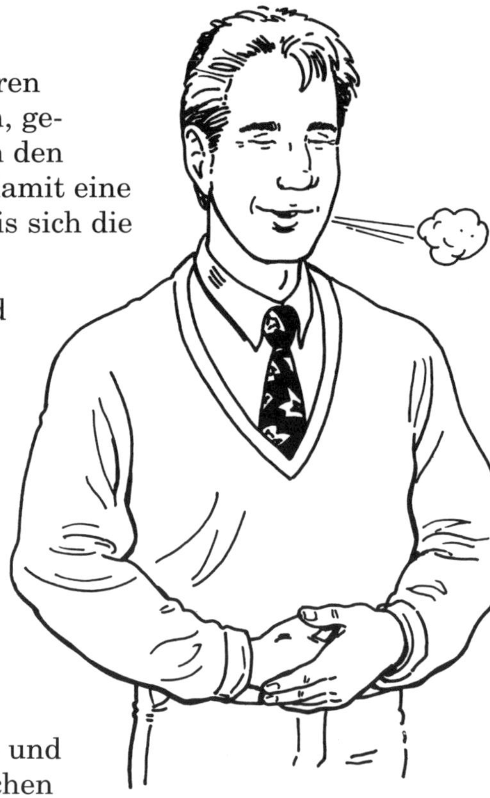

Legen Sie die Hände auf Ihren Bauch. Atmen Sie in kurzen, gehauchten Atemstößen durch den Mund aus (als wollten Sie damit eine Feder in der Luft halten), bis sich die Lungen leer anfühlen.

Atmen Sie dann tief ein und füllen Sie sich wie ein Ballon unter Ihren Händen. (Wenn Sie dabei das Becken nach vorne kippen und den unteren Teil der Wirbelsäule leicht vorwärtswölben, können Sie noch mehr Luft einatmen.) Dann atmen Sie langsam und vollständig aus.

Wiederholen Sie dieses Ein- und Ausatmen in einem natürlichen Rhythmus für mindestens drei Atemzüge.

Was Bauchatmen bewirkt:

Bauchatmen steigert die Sauerstoffzufuhr im ganzen Körper, insbesondere – über die Blutbahn – im Gehirn. Es entspannt das Zentralnervensystem und erhöht Ihr Energieniveau. Es hat sich herausgestellt, daß Zwerchfellatmung sowohl die Lese- als auch die Sprechfertigkeiten verbessert.

Beckenschaukel

Setzen Sie sich mit einer gepolsterten Unterlage auf den Boden, die Knie gebeugt und die Füße zusammen. Lehnen Sie sich zurück und verteilen Sie dabei das Gewicht auf Hände und Becken. Schaukeln Sie nun in kleinen Kreisen oder vor und zurück, und richten Sie dabei Ihre Aufmerksamkeit darauf, verspannte Bereiche im Becken oder auf der Rückseite der Beine wegzuschmelzen.

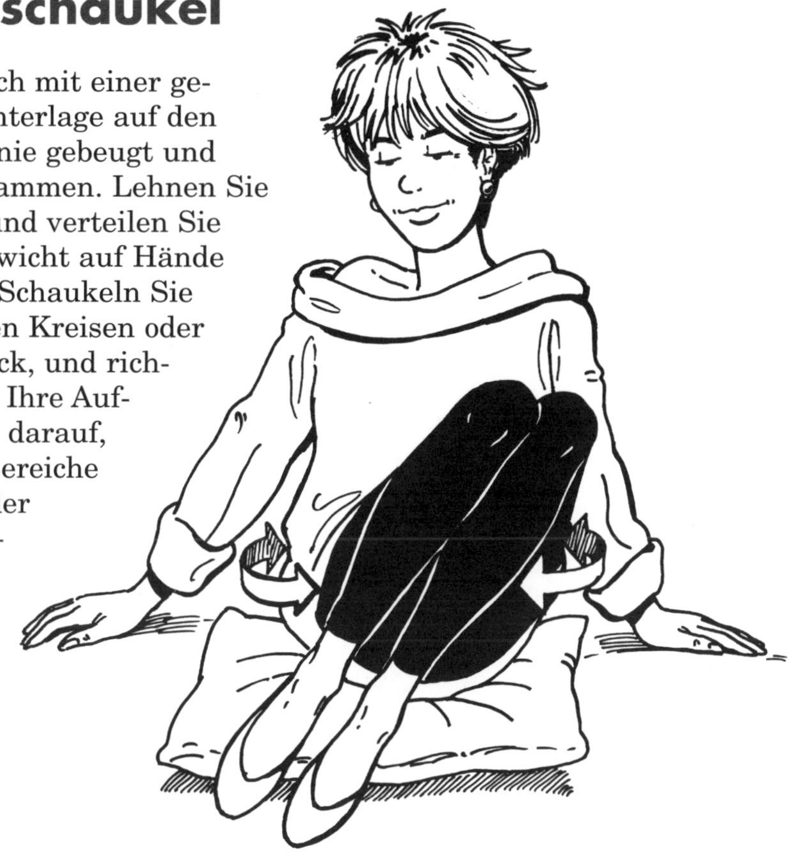

Was die Beckenschaukel bewirkt:

Bei dieser Bewegung hilft die Massage der Unterschenkelflexoren und der Hüfte, Verspannungen in den Muskeln der Körperrückseite zu lockern, die Sie daran hindern, sich mit Leichtigkeit vorwärtszubewegen. Die Beckenschaukel verbessert die Fähigkeit, sich auf ein Ziel auszurichten und zu konzentrieren, und sie unterstützt besseres Verständnis. Man kann angenehmer und zentrierter sitzen, wenn die Hüfte und der untere Rückenbereich entspannt sind.

Denkmütze

Ziehen Sie Ihre Ohren mit Daumen und Zeigefinger sanft nach hinten und falten Sie sie aus. Beginnen sie ganz oben und gleiten Sie mit sanfter Massage abwärts, am Ohrrand hinunter bis zum Ohrläppchen. Wiederholen Sie die Übung mindestens dreimal.

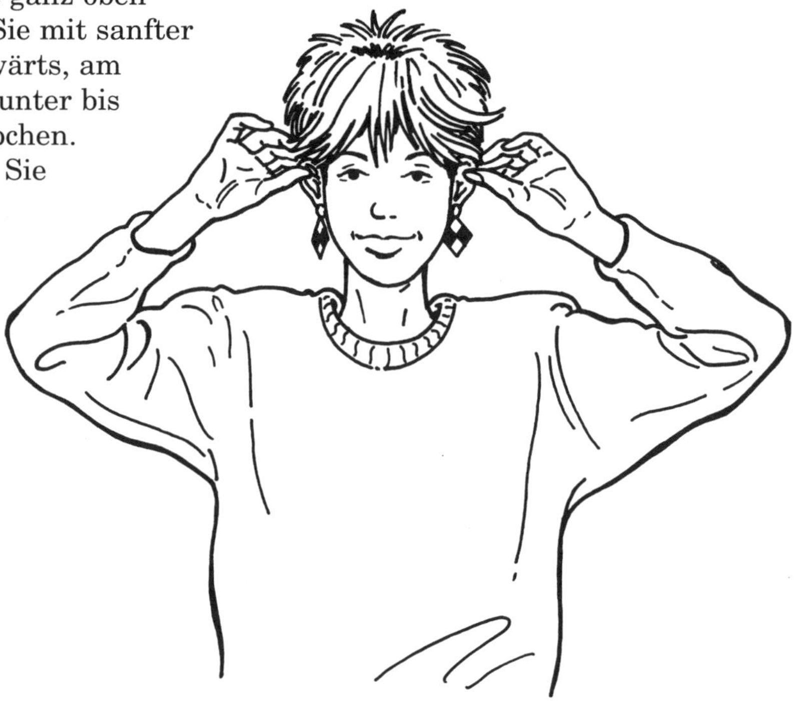

Was die Denkmütze bewirkt:

Die Denkmütze hilft Ihnen dabei, ablenkende Geräusche auszublenden und sich auf Rhythmen und Klänge oder Laute von Bedeutung, zum Beispiel Musik oder gesprochene Sprache, einzustellen. Sie erhöht das Hörvermögen, das Kurzzeitgedächtnis und die Fertigkeiten des abstrakten Denkens.

Elefant

Schauen Sie im Stehen – die Füße schulterbreit auseinander – auf die Wand an der gegenüberliegenden Seite des Raumes, und stellen Sie sich vor, daß sich darauf eine große Liegende Acht befindet. Beugen Sie leicht Ihre Knie und strecken Sie Ihren linken Arm nach vorne. Neigen Sie Ihren Kopf, so daß Ihr linkes Ohr und Ihre linke Schulter einander berühren.

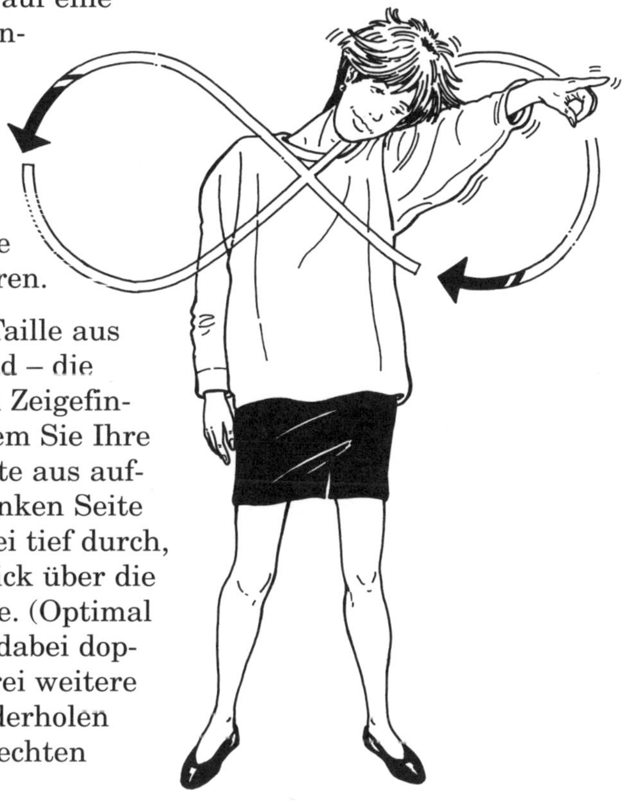

Beginnen Sie – von der Taille aus den Oberkörper bewegend – die Acht mit ausgestrecktem Zeigefinger nachzuzeichnen, indem Sie Ihre Hand von der Körpermitte aus aufwärts und hinüber zur linken Seite bewegen. Atmen Sie dabei tief durch, und richten Sie Ihren Blick über die Hand hinaus in die Ferne. (Optimal ist, wenn Sie Ihre Hand dabei doppelt sehen.) Fügen Sie drei weitere Achten hinzu. Dann wiederholen Sie das Ganze mit dem rechten Arm.

Was der Elefant bewirkt:

Verspannung der Nackenmuskulatur wird häufig durch ständiges Meiden des Kopfdrehens beim Zuhören verursacht. Diese Muskelverspannungen im Nacken, die die Wahrnehmung von Lauten, Klängen oder Geräuschen behindern können, werden durch den Elefanten gelöst, und damit stellt sich die natürliche Beweglichkeit des Nackens wieder ein. Der Elefant integriert die linke und die rechte Gehirnhälfte für erweitertes Hörverständnis, Kurz- und Langzeitgedächtnis und abstraktes Denken.

Energetisierer

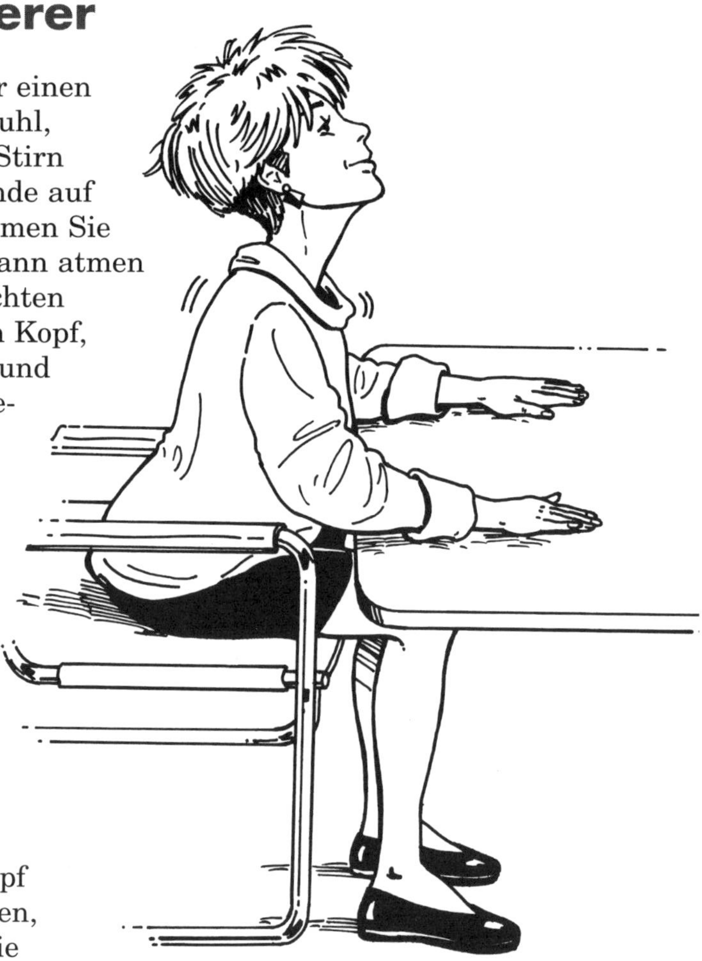

Setzen Sie sich vor einen Tisch auf einen Stuhl, und legen Sie die Stirn zwischen Ihre Hände auf die Tischplatte. Atmen Sie vollständig aus. Dann atmen Sie tief ein und richten dabei langsam den Kopf, dann den Nacken und schließlich den oberen Rücken auf. Bauch und Arme sollten dabei entspannt bleiben.

Beim Ausatmen ziehen Sie Ihr Kinn zur Brust und lassen den Kopf auf die Tischplatte sinken; dabei längt sich Ihr Nacken. Lassen Sie den Kopf auf dem Tisch ruhen, und entspannen Sie dabei mit tiefer Atmung.

Wiederholen Sie diesen Vorgang mindestens dreimal.

Was der Energetisierer bewirkt:

Diese Bewegung stärkt die Spannkraft der Rückenmuskeln und hält die Wirbelsäule elastisch, beweglich und locker. Sie verbessert Haltung, Konzentration und Aufmerksamkeit und ist insbesondere hilfreich bei Arbeiten am Schreibtisch oder am Computer.

Energiegähnen

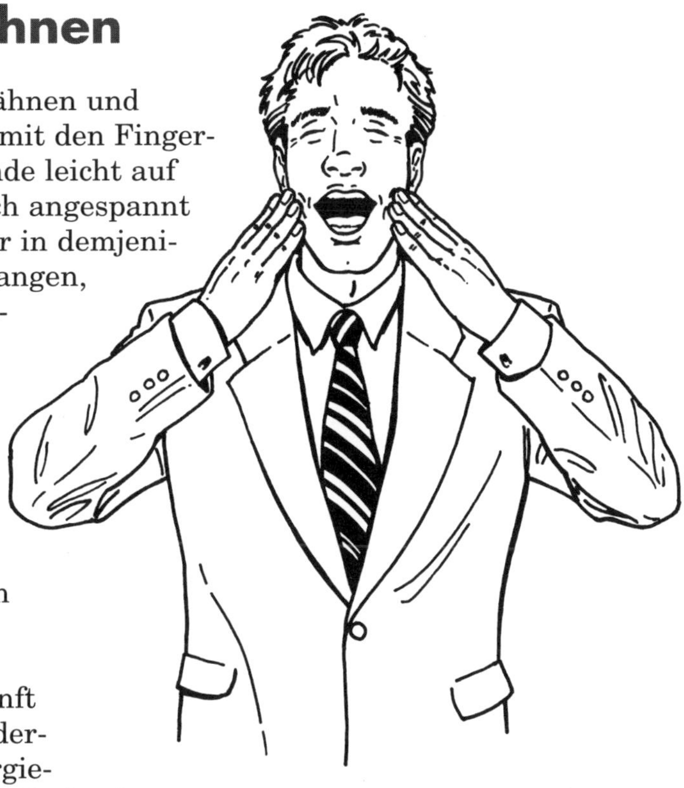

Beginnen Sie zu gähnen und drücken Sie dabei mit den Fingerspitzen beider Hände leicht auf alle Stellen, die sich angespannt anfühlen, und zwar in demjenigen Bereich der Wangen, der über den hinteren Backenzähne liegt, entlang der vom Ober- zum Unterkiefer verlaufenden Kaumuskulatur. Geben Sie einen tiefen, entspannten Gähnton von sich, während Sie alle Verspannungen sanft wegstreichen. Wiederholen Sie das Energiegähnen mindestens dreimal.

Was das Energiegähnen bewirkt:

Die Kiefer- und Mundregion hat einen Anteil von über 50 Prozent an der motorischen und sensorischen Repräsentanz im Gehirn. Das Massieren der Bereiche über der Muskulatur, die den Mund öffnet und schließt, entspannt den Kiefer. Dadurch werden die entsprechenden Bereiche im Gehirn aktiviert für eine bessere Integration des gesamten Gehirns.

Das Energiegähnen entspannt außerdem die Augen, indem es ihre Befeuchtung anregt. Für viele Menschen gibt es eine wohltuende Beziehung der mühelosen Kieferbewegung zu müheloser Ausdrucksfähigkeit und sogar zu Kreativität.

Erden

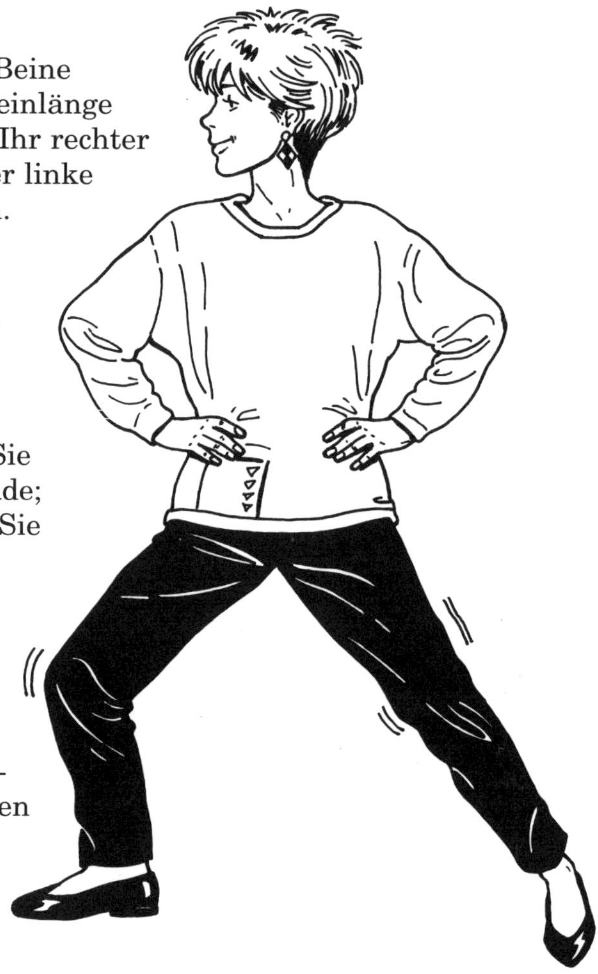

Stehen Sie aufrecht, die Beine etwas weniger als eine Beinlänge auseinander; dabei zeigt Ihr rechter Fuß zur rechten Seite, der linke Fuß geradeaus nach vorn. Drücken Sie Ihre Hüften nach unten; der Körper ist nach vorn (im rechten Winkel zur Standlinie) ausgerichtet. Beugen Sie nun beim Ausatmen das rechte Knie, und halten Sie dabei das linke Bein gerade; beim Einatmen strecken Sie das rechte Knie wieder. Machen Sie diese Bewegung für die Dauer von drei oder mehr vollständigen Atemzyklen, indem Sie beim Senken des Körpers langsam ausatmen und beim Aufrichten langsam einatmen.

Wiederholen Sie die Übung in die andere Richtung. Als Variante können Sie, wenn Sie diese Bewegung machen, den Fuß des gebeugten Beins auf einen Stuhl setzen. Schonen Sie Ihr Knie und beugen Sie es bei keiner der beiden Varianten über die Fußmitte hinaus.

Was das Erden bewirkt:

Das Erden dehnt und entspannt die Iliopsoasmuskeln im Becken; dies bringt den Körper ins Gleichgewicht und stabilisiert ihn. Diese Übung stärkt das Kurzzeitgedächtnis, die Verständnis- und Ausdrucksfähigkeit sowie organisatorische Fertigkeiten.

Erdpunkte

Legen Sie zwei Finger einer Hand unter Ihre Unterlippe. Legen Sie das Handgelenk der anderen Hand auf den Bauchnabel, die Finger zeigen nach unten. Atmen Sie tief und schauen Sie dabei nach unten. Dann lassen Sie den Blick allmählich von unten nach oben wandern und wieder abwärts; bewegen Sie dabei nur die Augen. Fahren Sie damit fort für die Dauer von mindestens drei vollständigen Atemzügen, während sich Ihre Augen und Ihr ganzer Körper entspannen.

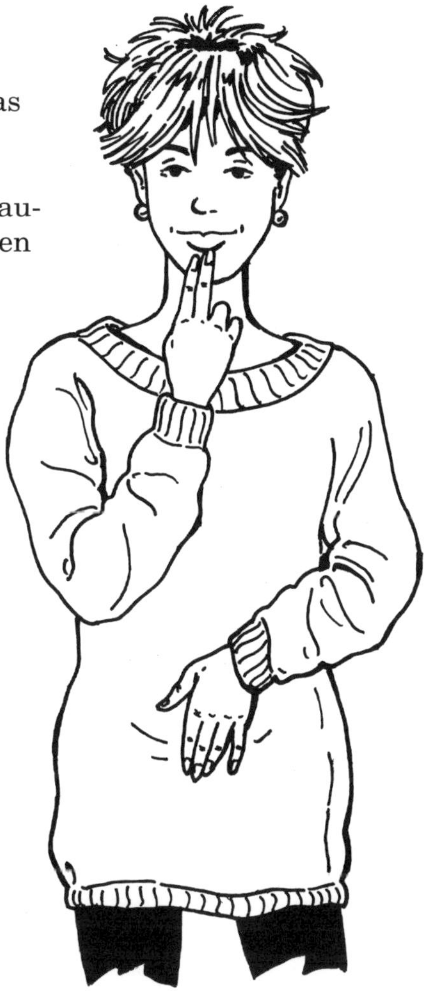

Was die Erdpunkte bewirken:

Die Erdpunkte befinden sich auf der vorderen Körpermittellinie. Dies ist die zentrale Achse, über die alle Aufgaben, bei denen beide Körperhälften beteiligt sind, koordiniert werden müssen. Das Halten dieser Punkte stimuliert das Gehirn und löst mentale Ermüdungserscheinungen auf. Weiterhin werden organisatorische Fertigkeiten gestärkt; die Fähigkeit, sich auf Gegenstände im Nahbereich zu konzentrieren, nimmt zu.

Eule

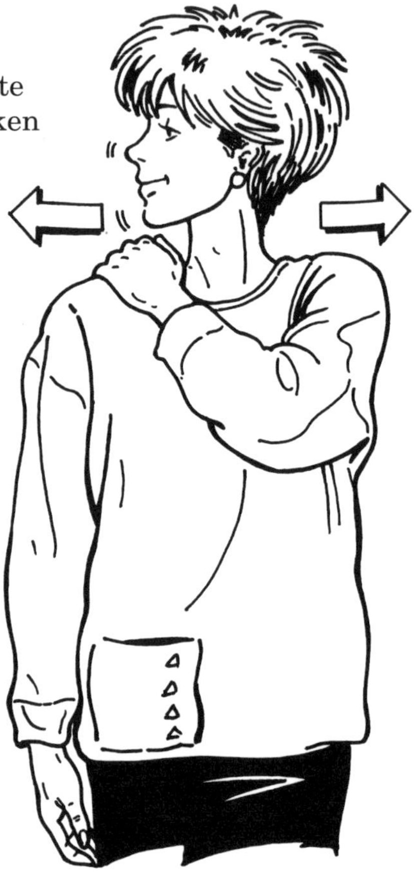

Legen Sie Ihre linke Hand auf die rechte Schulter, nahe beim Nacken, und drücken Sie den Muskel dort fest zusammen. Atmen Sie tief ein, dann atmen Sie aus, während Sie Ihren Kopf nach rechts drehen, bis Sie über die rechte Schulter bequem nach hinten schauen können. Atmen Sie ein und drehen Sie dabei den Kopf zur Mitte. Atmen Sie aus und drehen Sie dabei den Kopf so, daß Sie über Ihre linke Schulter nach hinten schauen können. Atmen Sie ein und drehen Sie dabei den Kopf wieder zur Mitte. Nun neigen Sie den Kopf bei der Ausatmung leicht nach vorn und ziehen das Kinn zur Brust. Atmen Sie ein, während Sie Ihren Kopf wieder anheben.

Wiederholen Sie dies mit mindestens drei Atemzügen in allen drei Richtungen; dabei entspannen sich die Schultern und der Nacken.

Machen Sie dann diese Eulenbewegung, indem Sie auf der linken Seite die Schultermuskeln mit der rechten Hand zusammendrücken; wiederholen Sie dies wieder mit mindestens drei Atemzügen in jeder Richtung.

Was die Eule bewirkt:

Die Eule löst Verspannungen in der Schulter- und Nackenmuskulatur. Damit wird der Bewegungsradius beim Drehen des Kopfes wieder vergrößert. Verspannungen der Nackenmuskulatur werden häufig verursacht durch ständige Subvokalisation beim Lesen oder wenn der natürliche Impuls, den Kopf beim Zuhören zu wenden, unterdrückt wird. Wenn die Nackenmuskulatur entspannt ist, nimmt das Hörverständnis ebenso zu wie die Denk- und Sprechfähigkeiten.

Fußpumpe

Legen Sie im Sitzen Ihr rechtes Fußgelenk auf das linke Knie. Dann plazieren Sie eine Hand hinter dem rechten Knie, am Ende des Wadenmuskels. Die andere Hand hält die Achillessehne, direkt hinter dem Knöchel. Bewegen Sie nun den rechten Fuß fünfmal oder öfter auf und ab; die Hände bleiben dabei fest in beiden Positionen. Achten Sie darauf, wie sich der Muskel längt und entspannt.

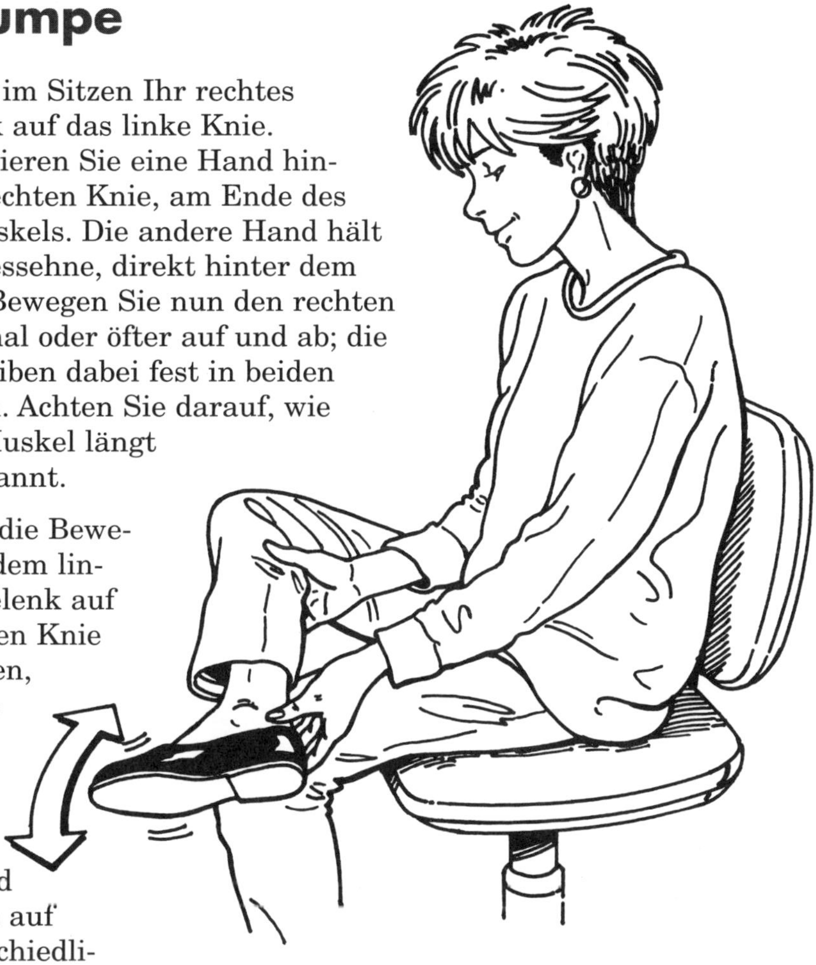

Bevor Sie die Bewegung mit dem linken Fußgelenk auf dem rechten Knie wiederholen, stellen Sie beide Füße auf den Boden, und achten Sie auf die unterschiedlichen Empfindungen in beiden Beinen.

Für manche Menschen ist die wohltuende Wirkung noch größer, wenn sie das Bein gestreckt halten, während sie die Punkte berühren und den Fuß beugen.

Was die Fußpumpe bewirkt:

Durch die Fußpumpe wird die natürliche Länge der Sehnen in der Wadenregion wiederhergestellt. Sie entspannt den Sehnenkontrollreflex und verbessert die Kommunikations- und Konzentrationsfähigkeit sowie die Fähigkeit, Aufgaben zu Ende zu bringen.

Gehirnpunkte

Legen Sie eine Hand auf Ihren Bauchnabel. Ertasten Sie mit dem Daumen und den Fingern der anderen Hand die zwei Punkte im Rippenzwischenraum unterhalb der Schlüsselbeine, circa 2 bis 3 Zentimeter beiderseits des Brustbeins. Massieren Sie diese Bereiche kräftig für eine halbe bis eine Minute, und wandern Sie dabei mit Ihrem Blick seitwärts hin und her.

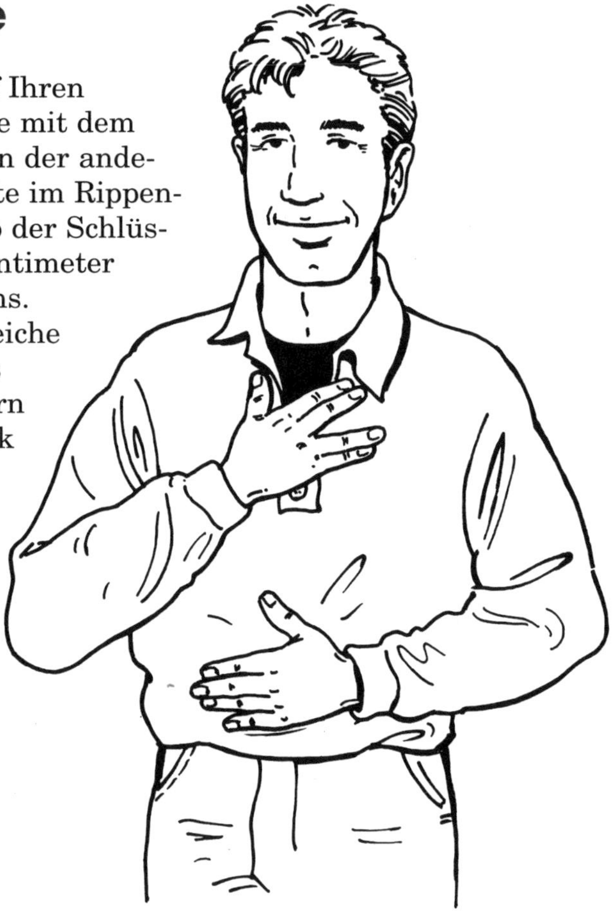

Was die Gehirnpunkte bewirken:

Die Massage der Gehirnpunkte regt die Halsschlagadern an; diese bringen das mit frischem Sauerstoff angereicherte Blut zum Gehirn. Das hilft, die Kommunikation zwischen verschiedenen Körperteilen, dem visuellen System und dem Gehirn wiederherzustellen. Auf diese Weise wird auch der Überkreuz-Informationsfluß des Gehirns verbessert – eine Grundbedingung für Lesen, Schreiben, Sprechen und für das Befolgen von Richtungsangaben.

Hook-ups

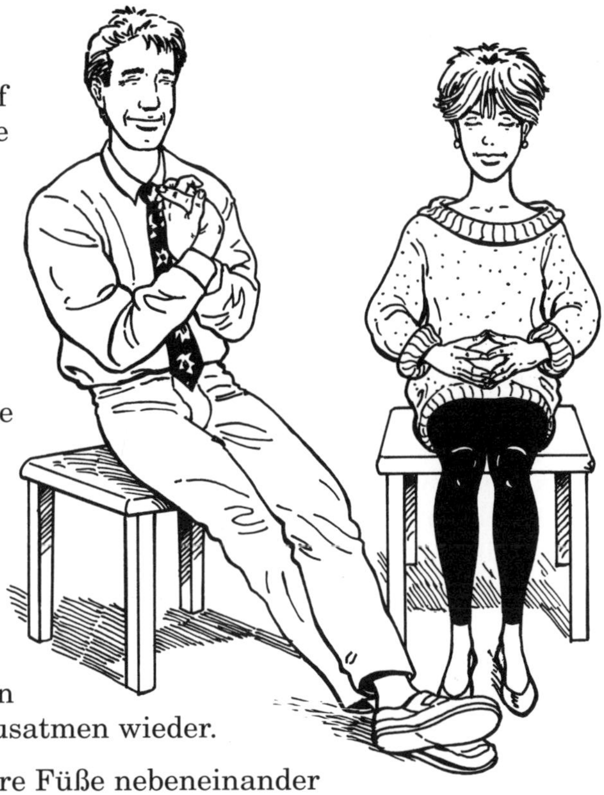

Teil 1: Setzen Sie sich auf einen Stuhl und legen Sie Ihren rechten Fußknöchel über den linken. Strecken Sie die Arme nach vorne und legen Sie das rechte Handgelenk über das linke. Verschränken Sie Ihre Finger und drehen Sie die Hände nach innen und nach oben, bis vor die Brust. Schließen Sie nun die Augen und atmen Sie tief. Entspannen Sie sich. Drücken Sie die Zunge beim Einatmen gegen den Gaumen und lösen Sie sie beim Ausatmen wieder.

Teil 2: Stellen Sie nun Ihre Füße nebeneinander auf den Boden. Führen Sie die Fingerspitzen beider Hände zusammen. Atmen und entspannen Sie für eine weitere Minute und fahren Sie damit fort, die Zunge beim Einatmen hochzudrücken und beim Ausatmen zu senken.

Was die Hook-ups bewirken:

Diese Übung unterstützt den elektromagnetischen Energiefluß. Teil 1 verbindet alle Energiekreisläufe im Körper und stimuliert das Fließen blockierter Energien. Das Berühren der Fingerspitzen im 2. Teil balanciert und verbindet die beiden Gehirnhälften. Dies stärkt das körpereigene elektromagnetische Feld, das durch bestimmte Umgebungsfaktoren besonders herausgefordert wird, wie etwa durch Computer, fluoreszierendes Licht, Fernseher oder Klimaanlagen. Die Erfahrung zeigt, daß man wieder zu sich kommen und sich sammeln kann. Die Übung steigert Vitalität, Selbstwahrnehmung und Abgrenzungsfähigkeit.

Liegende Acht

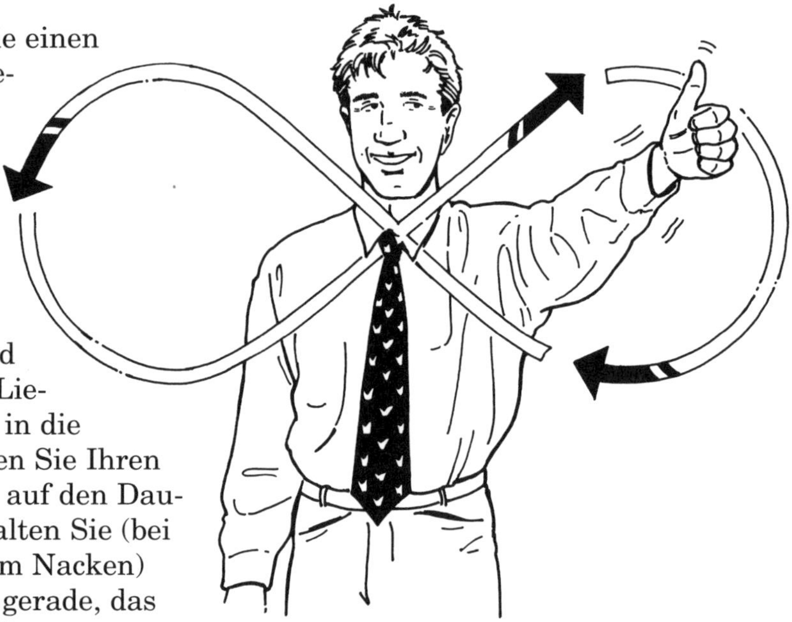

Strecken Sie einen Arm geradeaus nach vorn, den Daumen nach oben. „Zeichnen“ Sie damit langsam und fließend eine große Liegende Acht in die Luft. Richten Sie Ihren Blick dabei auf den Daumen und halten Sie (bei entspanntem Nacken) Ihren Kopf gerade, das Gesicht nach vorn, so daß der Kopf nur leicht mit der Bewegung der Acht mitgeht.

Beginnen Sie mit der Acht in Augenhöhe auf der Körpermittellinie. Fahren Sie mit Ihrem Arm zuerst aufwärts hinüber zur linken Seite, dann im Bogen zurück zur Mitte und weiter zur rechten Seite. Machen Sie drei komplette Achten mit einer Hand, dann drei weitere mit der anderen und abschließend drei mit gefalteten Händen.

Was die Liegende Acht bewirkt:

Die Liegende Acht integriert das linke und das rechte visuelle Feld (Gesichtsfeld) und stärkt damit die Integration der linken und der rechten Gehirnhemisphäre; Gleichgewicht und Koordinierung werden verbessert. Viele Menschen berichten von verbessertem binokularen Sehen und erweitertem peripheren Sehfeld, nachdem sie die Liegende Acht gemacht haben. Die Fertigkeiten des Lesens, Schreibens und Begreifens werden gestärkt, da die rein physischen Abläufe dieser Aufgaben leichter fallen und somit die Aufmerksamkeit frei wird für zielgerichtete mentale Aktivität.

Nackenrollen

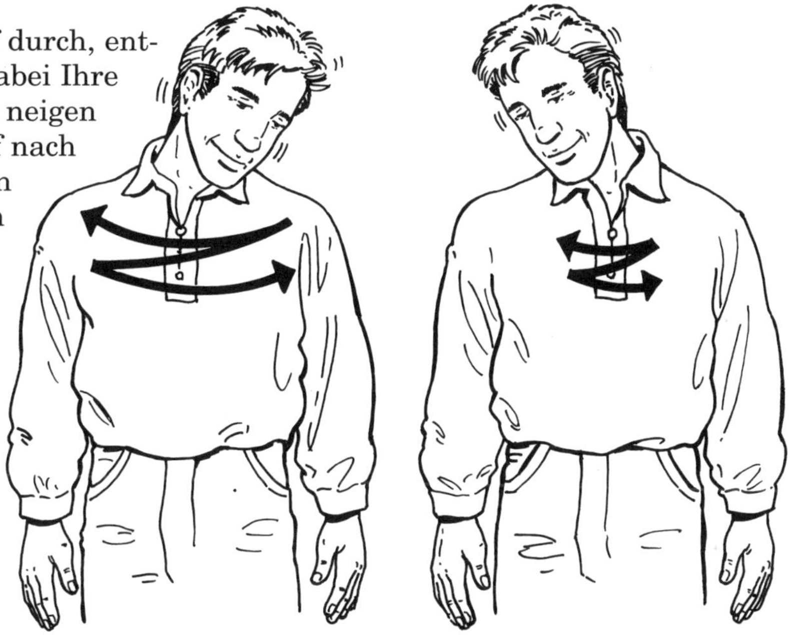

Atmen Sie tief durch, entspannen Sie dabei Ihre Schultern und neigen Sie Ihren Kopf nach vorn. Schließen Sie Ihre Augen und rollen Sie Ihren Kopf langsam und leicht hin und her.

Bei jeder verspannten Stelle entspannen Sie Ihren Kopf: Machen Sie dabei mit Ihrer Nase kleine Kreis- oder Hin-und-her-Bewegungen und atmen Sie tief durch.

Machen Sie die Gesamtbewegung (von einer Seite zur anderen) mindestens dreimal.

Was das Nackenrollen bewirkt:

Verspannungen im Nacken werden häufig verursacht durch Anspannung in den Muskeln der Kehle beim sprachlichen Ausdruck und beim Denken. Das Nackenrollen lockert diese angespannten Muskeln und steigert dabei die Fähigkeit, mentale Aktivitäten streßfrei durchzuführen. Durch das Nackenrollen nimmt die Atmung und die Entspannung der Stimmbänder zu, damit wird die Stimme klangvoller. Da außerdem die Fähigkeit zunimmt, mit den Augen das visuelle Mittelfeld von links nach rechts zu überqueren, wird auch die Lesefähigkeit verbessert.

Positive Punkte

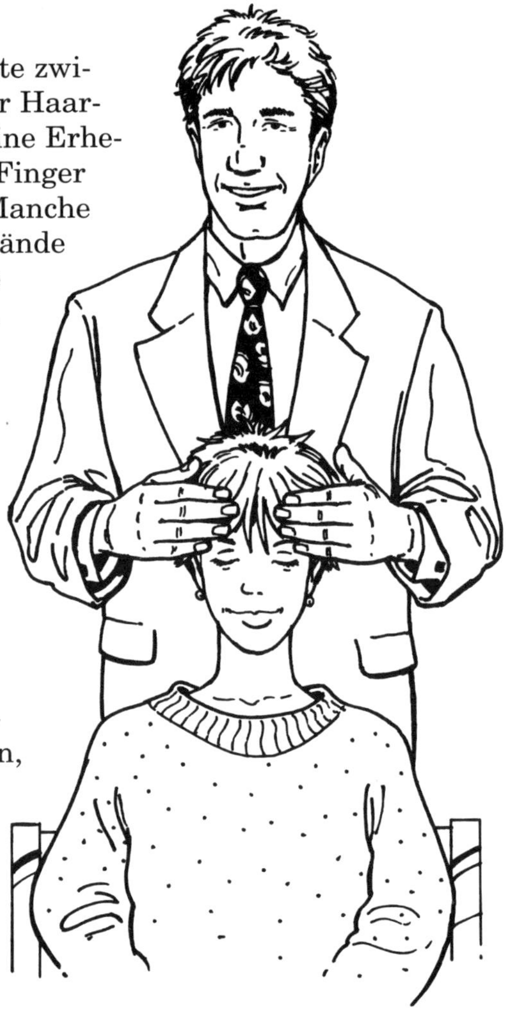

Oberhalb der Augen, in der Mitte zwischen jeder Augenbraue und der Haaransatzlinie, finden Sie zwei kleine Erhebungen. Legen Sie jeweils drei Finger leicht auf beide Erhebungen. (Manche Menschen bevorzugen es, die Hände dabei zu überkreuzen, wenn sie sich diese Punkte selbst halten. Dann liegt also die rechte Hand auf der linken Stirnseite und umgekehrt.) Schließen Sie Ihre Augen und halten Sie diese Punkt leicht, für die Dauer von sechs bis zehn langsamen, vollständigen Atemzügen.

Sie können sich die Positiven Punkte selbst halten oder sie durch einen Partner halten lassen. Um weiteren Streß zu lösen, halten Sie diese Punkte, während Sie die streßauslösende Situation Revue passieren lassen und alternative Möglichkeiten durchgehen.

Was die Positiven Punkte bewirken:

Die Positiven Punkte sind als Akupressurpunkte insbesondere dafür bekannt, daß sie die Kampf-oder-Flucht-Reaktion aufheben und damit emotionalen Streß lösen. Durch das Berühren dieser Punkte wird die Reaktion des Gehirns auf Streß vom limbischen System in die vorderen Teile des Gehirns (Stirnlappen) verlagert; dadurch wird eine eher rationale Reaktion ermöglicht.

Raumpunkte

Legen Sie zwei Finger über die Oberlippe. Legen Sie Ihre andere Hand auf den unteren Rücken; dabei zeigen die Finger nach unten, und die Fingerspitzen berühren das Steißbein. Atmen Sie tief durch und schauen Sie dabei an die Decke. Senken Sie dann nach und nach Ihren Blick zum Boden, und schauen Sie anschließend wieder zur Decke. Wiederholen Sie mindestens dreimal, während sich Ihre Augen und Ihr Körper entspannen.

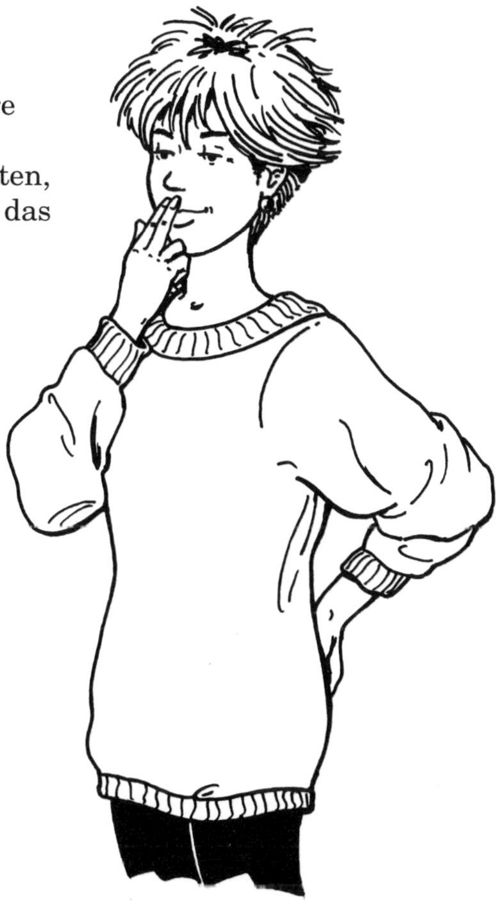

Was die Raumpunkte bewirken:

Die Raumpunkte befinden sich in der Nähe des oberen und unteren Endes des Zentralnervensystems. Dieses umfaßt die Wirbelsäule, das Rautenhirn, das limbische System (hinter den Augen und der Nase) und die Großhirnrinde. Mit dem Halten dieser Punkte wird eine (Energie-) Bewegung stimuliert, die sich durch dieses gesamte System hinzieht; dies steigert die Aufmerksamkeit, die Ausrichtung, die Motivation und die Intuition für das Fällen von Entscheidungen.

Schwerkraftgleiter

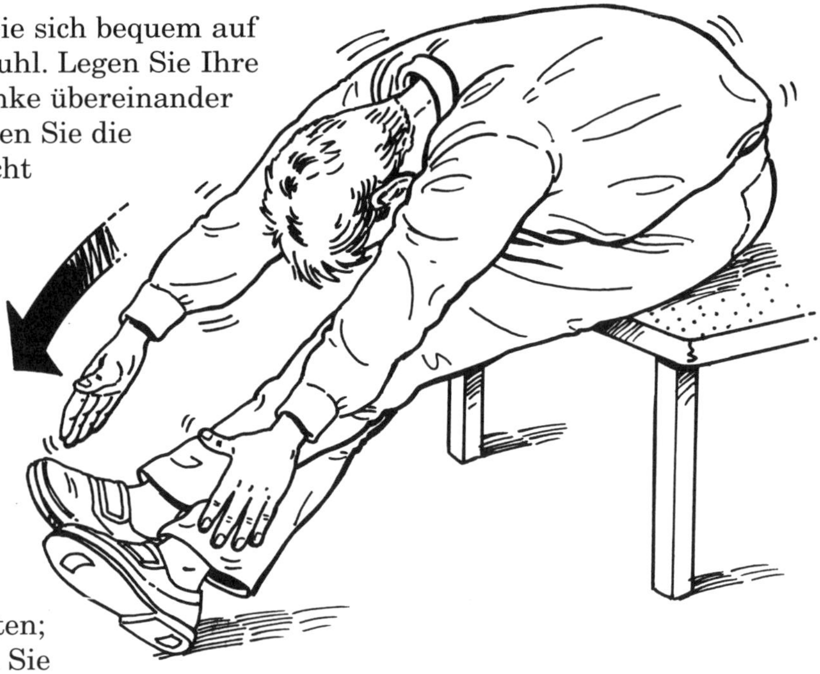

Setzen Sie sich bequem auf einen Stuhl. Legen Sie Ihre Fußgelenke übereinander und halten Sie die Knie leicht gebeugt. Atmen Sie langsam aus; dabei beugen Sie sich vor, mit dem Kopf nach unten; strecken Sie die Arme aus und lassen Sie sie parallel zu den Beinen nach vorn gleiten, so weit, wie es für Sie angenehm ist.

Beim Einatmen gleiten Sie zurück in die aufrechte Position; zuletzt richten Sie Ihren Kopf auf. Machen Sie für drei oder auch mehr vollständige Atemzüge weiter.

Wechseln Sie dann die Beine und wiederholen Sie diese Sequenz.

Was der Schwerkraftgleiter bewirkt:

Wenn die Muskeln innerhalb des Beckens (die Iliopsoas- oder Lendenmuskeln) als Reaktion auf zu langes Sitzen oder Streß in der Beckengegend zu angespannt sind, werden Bewegung, Elastizität und gleichmäßige Blut- und Lymphzirkulation eingeschränkt. Die Entspannung dieser Muskelgruppe ist wichtig für das Gleichgewicht und für die Koordination des ganzen Körpers; des weiteren trägt sie zum Auffassungsvermögen bei. Der Schwerkraftgleiter entlastet diese Muskelgruppe.

Simultanzeichnen

Halten Sie in jeder Hand einen Stift. Zeichnen Sie auf einem großen Blatt Papier spiegelbildliche Formen, indem Sie beide Hände simultan bewegen. Erlauben Sie dabei der einen Hand zu führen, während die andere ihr folgt. Beginnen Sie mit großen, einfachen Formen wie Kreisen, Quadraten oder Dreiecken. Am Anfang mag es hilfreich sein, bei den Bewegungen „auf“, „ab“, „nach innen“, „nach außen“ zu denken. Wenn das mühelos geht, können Sie allmählich zu mehr Kreativität und spielerischen Zeichnungen übergehen.

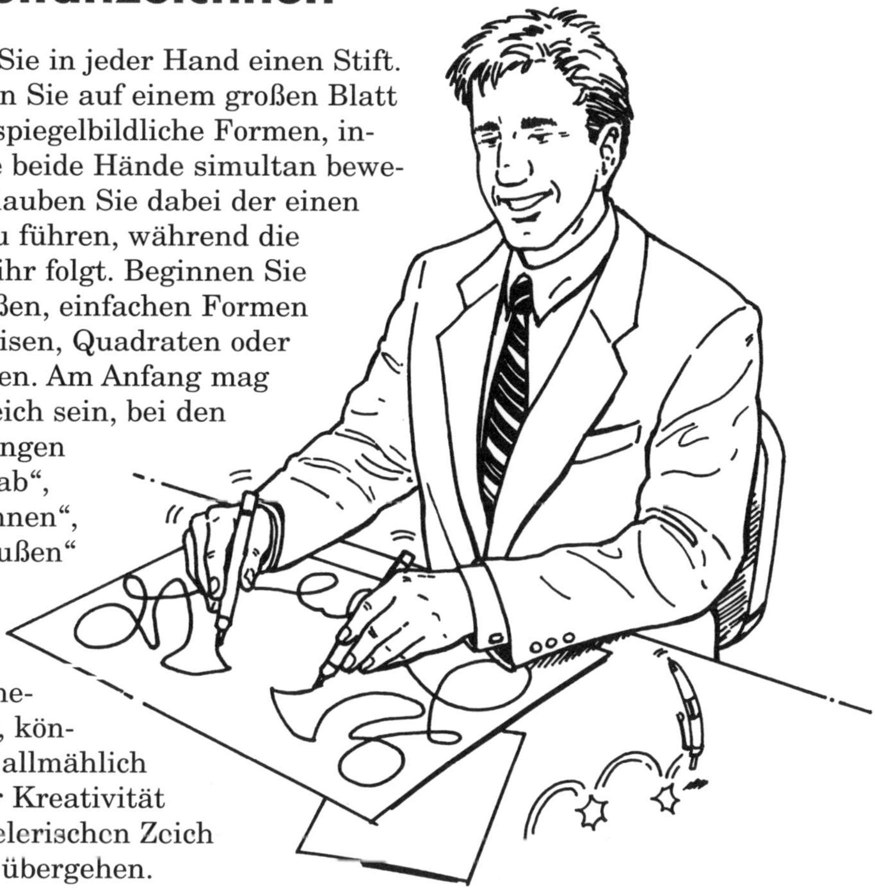

Was das Simultanzeichnen bewirkt:

Simultanzeichnen ist eine bilaterale, beidhändige Aktivität, die den Richtungs- und Raumorientierungssinn in Beziehung zur Körpermittellinie fördert und festigt. Es übt die Augenkoordination und unterstützt die Entwicklung der Augen-Hand-Koordination für bessere Schreibfertigkeit.

Überkreuzbewegung

„Marschieren“ oder tanzen Sie auf der Stelle, berühren Sie dabei abwechselnd mit jeder Hand das gegenüberliegende Knie, für die Dauer von vier bis acht vollständigen, ruhigen Atemzügen. Als Variante kann diese Bewegung auch im Sitzen gemacht werden.

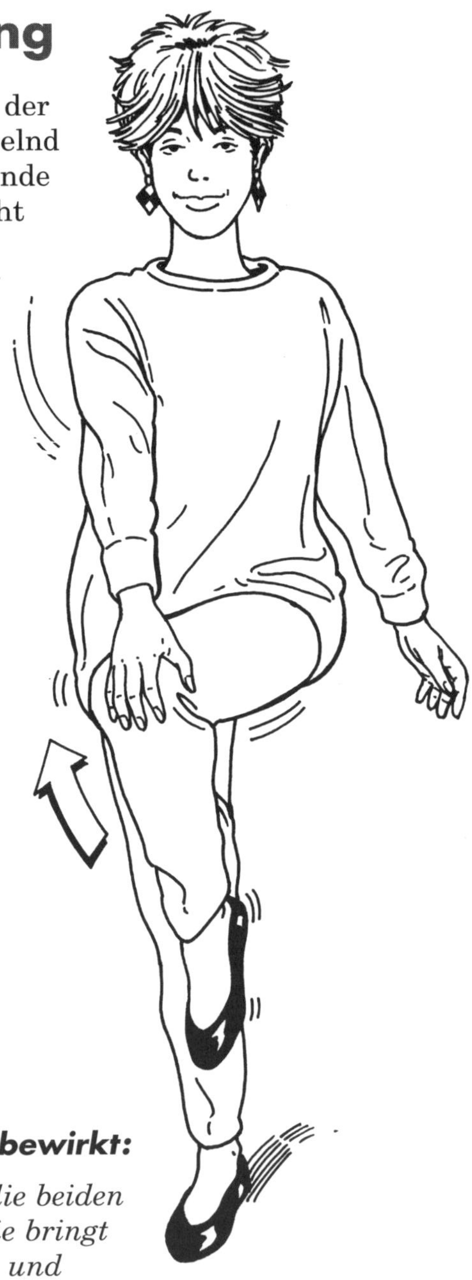

Was die Überkreuzbewegung bewirkt:

Die Überkreuzbewegung aktiviert die beiden Gehirnhemisphären gleichzeitig. Sie bringt das Gehirn dazu, visuelle, auditive und kinästhetische Fähigkeiten aufeinander abzustimmen. So werden Fertigkeiten wie Zuhören, Lesen, Schreiben und Erinnern verbessert.

Wadenpumpe

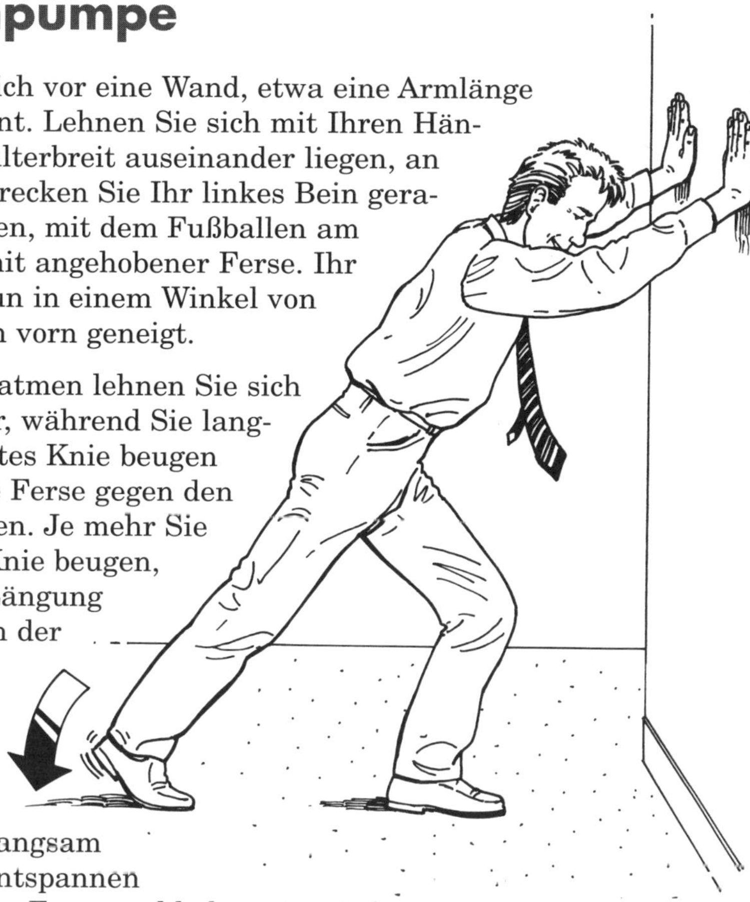

Stellen Sie sich vor eine Wand, etwa eine Armlänge davon entfernt. Lehnen Sie sich mit Ihren Händen, die schulterbreit auseinander liegen, an die Wand. Strecken Sie Ihr linkes Bein gerade nach hinten, mit dem Fußballen am Boden und mit angehobener Ferse. Ihr Körper ist nun in einem Winkel von 45 Grad nach vorn geneigt.

Mit dem Ausatmen lehnen Sie sich zur Wand vor, während Sie langsam Ihr rechtes Knie beugen und die linke Ferse gegen den Boden drücken. Je mehr Sie Ihr rechtes Knie beugen, desto mehr Längung werden Sie in der linken Wade spüren. Mit dem langsamen Einatmen richten Sie sich langsam wieder auf, entspannen dabei die linke Ferse und heben sie wieder an.

Machen Sie diese Bewegung mindestens dreimal, jedesmal mit einer vollständigen, langsamen Aus- und Einatmung. Wiederholen Sie das Ganze mit dem anderen Bein.

Was die Wadenpumpe bewirkt:

Mit der Wadenpumpe stellt sich die natürliche Länge der Muskeln und Sehnen der Körperrückseite wieder mehr ein. Dies entspannt den Sehnenkontrollreflex und die damit verbundenen Gefühle, wie zum Beispiel: sich unfähig fühlen, an Aktivitäten teilzunehmen oder etwas Positives zu unternehmen. Die Wadenpumpe verbessert die Konzentration, die Aufmerksamkeit, das Auffassungsvermögen und die Fähigkeit, Projekte zum Abschluß zu bringen.

An ein X denken

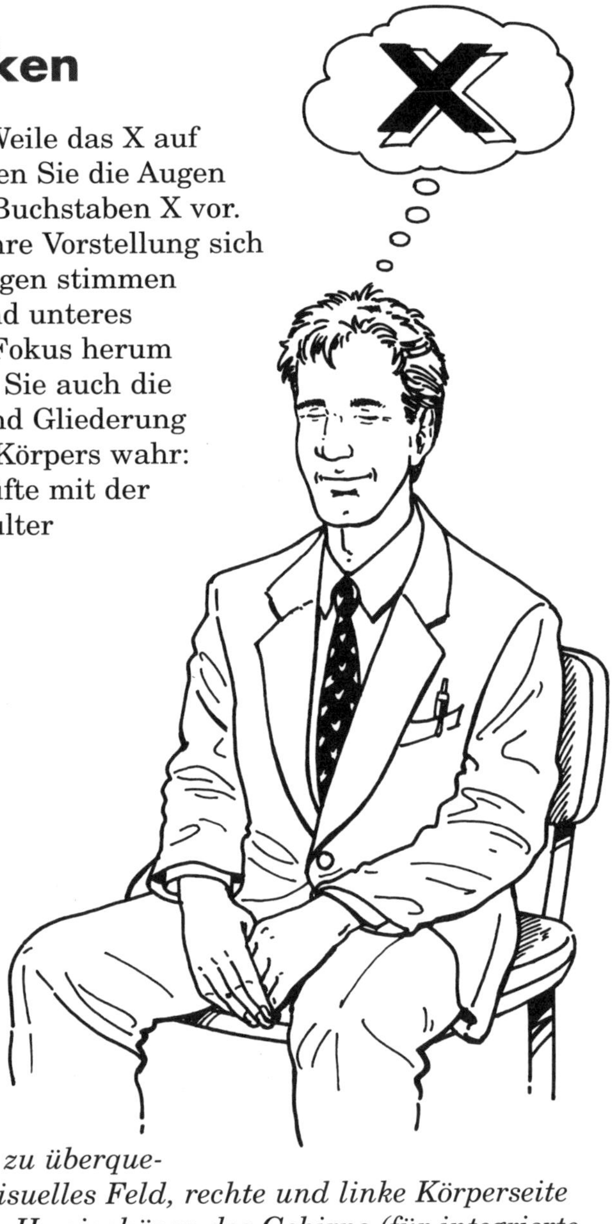

Betrachten Sie für eine Weile das X auf dieser Seite, oder schließen Sie die Augen und stellen Sie sich den Buchstaben X vor. Achten Sie darauf, wie Ihre Vorstellung sich dem X angleicht; Ihre Augen stimmen linkes, rechtes, oberes und unteres visuelles Feld um einen Fokus herum aufeinander ab. Nehmen Sie auch die X-ähnliche Symmetrie und Gliederung innerhalb Ihres eigenen Körpers wahr: wie zum Beispiel jede Hüfte mit der gegenüberliegenden Schulter korrespondiert.

Was das Denken an ein X bewirkt:

Das X symbolisiert die Fähigkeit, die Mittellinie zu überqueren. Rechtes und linkes visuelles Feld, rechte und linke Körperseite (bei Bewegung) und beide Hemisphären des Gehirns (für integrierte Denkprozesse) werden durch diese Mittellinie verbunden. Das X ist eine Gedächtnisstütze, die uns daran erinnert, beide Augen und beide Körperseiten zu gebrauchen. Es unterstützt die Koordination des ganzen Gehirns und des gesamten Körpers für mehr Leichtigkeit im Denken, in der Kommunikation und bei Leistungen aller Art.

Anhang

Überblick über empirische Forschungsergebnisse zu BRAIN-GYM®

Im folgenden sind einige Fachpublikationen zusammengestellt. Sie dokumentieren die empirische Überprüfung der praktischen Anwendung von BRAIN-GYM® und anderen EK-Techniken unter experimentellen Bedingungen. Jeder Quellenangabe folgt eine kurze Zusammenfassung der wesentlichen Aussagen des jeweiligen Forschungsberichtes.

Khalsa, G. K.; Morris, G. S. D.; Sifft, J. M.: *Effect of Educational Kinesiology on static balance of learning-disabled students,* in: Perceptual and Motor Skills, Nr. 67 (1988), S. 51-54.

Kurzer Zeitschriftenbeitrag über die erste empirische Studie zur Anwendung von EK-Techniken. Die Untersuchung wurde als Magisterarbeit an der California State Polytechnic University vorgelegt.

Khalsa, G. K.; Sifft, J. M.: *The effects of Educational Kinesiology upon the static balance of learning-disabled boys and girls,* ERIC Document Reproduction Service No. ED 289 835

Dies ist die schriftliche Fassung eines Vortrags beim Kongreß der American Alliance for Health, Physical Education, Recreation and Dance (1987). Sie enthält detaillierte Angaben über die oben genannte Studie, insbesondere zu einigen BRAIN-GYM®-Übungen und zur Dennison-Lateralitätsbahnung. Die Publikation ist erhältlich beim Educational Resources Information Center (ERIC) oder kann auf Mikrofiche eingesehen werden.

Die Untersuchung selbst wurde mit 60 Grundschülern durchgeführt, die als lernbehindert galten. Sie wurden in drei Gruppen aufgeteilt, mit jeweils gleichem Anteil von Mädchen und Jungen: Gruppe 1 machte BRAIN-GYM®-Übungen; Gruppe 2 machte zusätzlich die Lateralitätsbahnung; Gruppe 3 war Kontrollgruppe und praktizierte keine EK-Techniken. Ergebnis: Gruppe 1 zeigte größere Fortschritte in Hinsicht auf das statische Gleichgewicht als Gruppe 2, die ihrerseits besser abschnitt als Gruppe 3. Außerdem zeigte sich, daß EK-Techniken in koedukativen Gruppen wirkungsvoll eingesetzt werden können.

Siewers, Hilde: *Meßbare Erfolge durch kinesiologische Übungen,* in: praxis ergotherapie, Jg. 7 (2), April 1994, S. 91-93.

Hier berichtet eine deutsche Sonderschullehrerin anhand zweier Fallbeispiele, wie sie die Wirkung von BRAIN-GYM®-Übungen empirisch nachweisen konnte: Die „Ordnungsschwelle“ (das ist die – meßbare – Taktfrequenz des Gehirns) der beiden Schüler war nach den Übungen auf normale Werte angestiegen; außerdem ließen sich erfreuliche Auswirkungen auf die gesamte Persönlichkeit, vor allem auf das Lernverhalten der Kinder dokumentieren. (Zitiert nach: Fred Warnke, Der Takt des Gehirns. Wie Sie Informationen schneller verarbeiten, Freiburg: VAK, 1995)

Sifft, Josie M.: *Educational Kinesiology: Empowering students and athletes through movement,* ERIC Document Reproduction Service No. ED 320 891

Schriftliche Fassung eines Vortrags beim Kongreß der American Alliance for Health, Physical Education, Recreation and Dance (April 1990). Sie gibt einen Überblick über EK, erläutert einige BRAIN-GYM®-Übungen und referiert die damals vorliegenden Forschungsergebnisse. Die Publikation ist erhältlich beim Educational Resources Information Center (ERIC) oder kann auf Mikrofiche eingesehen werden.

Sifft, J. M.; Khalsa, G. K.: *Effect of Educational Kinesiology on hearing,* Vortrag bei der Regional-konferenz der California Association for Health, Physical Education, Recreation and Dance (Dez. 1990).

Diese Untersuchung wurde mit sechzehn Grundschullehrern durchgeführt, die sich selbst als Kon-trollgruppe dienten. Erste Phase: Beliebige Bewegungen im oder durch den Raum, für 10 Minuten. Zweite Phase: Praktizieren von fünf BRAIN-GYM®-Übungen. Jeder Lehrer wurde vor und nach jeder Bewegungsphase mit einem Audiometer getestet. Ergebnis: Nach den BRAIN-GYM®-Übungen hörten die Lehrer besser als nach den zufälligen Bewegungen.

Sifft, J. M.; Khalsa, G. K.: *Effect of Educational Kinesiology upon simple response times and choice response times,* in: Perceptual and Motor Skills, Nr. 73 (1991), S. 1011-1015.

Ein kurzer Zeitschriftenbeitrag über die zweite empirische Studie zur Anwendung von EK-Techniken. Die Untersuchung wurde mit Universitätsstudenten durchgeführt. Die Fragestellung lautete, ob BRAIN-GYM®-Übungen und Lateralitätsbahnung die visuelle Reaktionszeit beeinflussen. Ergebnis: Die beiden Gruppen, die EK-Techniken praktiziert hatten, waren schneller als die Kontrollgruppe; und diejenige von beiden, die zusätzlich die Lateralitätsbahnung gemacht hatte, verbesserte sich sogar doppelt so stark wie die Gruppe, die „nur“ BRAIN-GYM®-Übungen praktiziert hatte.

Sifft, J. M.; Khalsa, G. K.: *Effect of Educational Kinesiology on response times of learning-disabled students,* unveröffentlichtes Manuskript.

Diese Untersuchung wurde mit 52 Sonderschülern durchgeführt. Die BRAIN-GYM®-Gruppe absolvierte eine Folge von Übungen, während die Kontrollgruppe sich sieben Minuten lang in beliebiger Form bewegte. Alle Kinder wurden vor und nach den Bewegungsphasen auf ihre Reaktionsgeschwindigkeit getestet. Ergebnis: In der BRAIN-GYM®-Gruppe verbesserte sich die Reaktionsgeschwindigkeit, in der Kontrollgruppe nicht.

Spalding, Joan, M.S.: *Effects of Edu-K on computer-related eye-and-muscle strain of adults,* unveröffentlichte Examensarbeit an der Mancato State University, 1990.

Diese Pilotstudie galt der Frage, ob BRAIN-GYM®- und VISION-GYM®-Übungen Auswirkungen auf die Belastung von Augen und Muskeln oder auf andere körperliche Symptome haben, die durch Arbeiten am Bildschirm verursacht werden. Zehn Testpersonen zwischen 29 und 50 Jahren, die vier und mehr Stunden täglich am Computer arbeiteten, wurden sechs Wochen lang beobachtet. Sie unterbrachen in dieser Zeit ihre Computerarbeit stündlich und machten dann jeweils fünf Minuten lang BRAIN-GYM®-Übungen. Die Ergebnisse deuteten darauf hin, daß solche Übungspausen dazu beitrugen, die Augen- und Muskelbelastung zu verringern.

Informationen über Kurse und Beratung zu Edu-Kinestetik und BRAIN-GYM®:

In Deutschland:

IAK Institut für Angewandte Kinesiologie GmbH

Das *IAK* veranstaltet laufend Kurse in Edu-Kinestetik, Touch For Health (Gesund durch Berühren), Entwicklungskinesiologie und in allen anderen Bereichen der Angewandten Kinesiologie. Dank enger persönlicher Kontakte zu den Pionieren der AK ist das Institut in der Lage, ständig die neuesten Entwicklungen auf diesem Gebiet zu präsentieren.

Außerdem fördert das Institut die Verbreitung der Angewandten Kinesiologie im deutschsprachigen Raum durch Literaturempfehlungen und Adressenvermittlung. Wer an der Arbeit des Instituts interessiert ist, kann kostenlose Unterlagen anfordern bei:

IAK Institut für Angewandte Kinesiologie GmbH
Zasiusstraße 67, D-79102 Freiburg
Telefon: 07 61-7 33 08, Telefax: 07 61-70 63 84

In der Schweiz:

Kinesiologische Praxis Peter Däscher
Bolligenstraße 14 c, CH-3006 Bern
Telefon: 0 31-333 28 58, Telefax: 0 31-333 28 80

Institut für Kinesiologie
Rosmarie Sonderegger & Bernhard Studer
Konradstraße 32, CH-8005 Zürich
Telefon: 01-272 45 15, Telefax: 01-273 15 45

Literaturhinweise

Anderson, Bob: *Stretching*, Zürich: Hübner, 1987

Bandler, Richard; Grinder, John: *Neue Wege der Kurzzeit-Therapie. Neurolinguistische Programme,* Paderborn: Junfermann, 9. Aufl. 1991

Brown, Barbara B.: *Supermind: The ultimate energy,* New York: Bantam, 1983

Buzan, Tony: *Kopftraining,* München: Orbis, 1990

Csikszentmihalyi, Mihaly: *Flow – das Geheimnis des Glücks,* Stuttgart: Klett-Cotta, 1992

Dennison, Paul E.: *Befreite Bahnen,* Freiburg: VAK, 10. Auflage 1995

Dennison, Paul E.; Dennison, Gail E.: *EK für Kinder,* Freiburg: VAK, 11. Auflage 1995

dies.: *Brain-Gym®,* Freiburg: VAK, 7., neu illustrierte und bearbeitete Auflage 1996

dies.: *Brain-Gym®-Lehrerhandbuch,* Freiburg: VAK, 7., neu illustrierte und von den Autoren vollständig überarbeitete Auflage 1995

dies.: *Personalized whole brain integration,* Glendale/California: Edu-Kinesthetics

dies.: *Vision-Gym®,* Glendale/California: Edu-Kinesthetics

Diamond, John: *Der Körper lügt nicht,* Freiburg: VAK, 12. Aufl. 1995

Feldenkrais, Moshe: *Bewußtheit durch Bewegung. Der aufrechte Gang,* Frankfurt: Suhrkamp, 14. Aufl. 1991

Gardner, Howard: *Abschied vom IQ. Die Rahmentheorie der vielfachen Intelligenzen,* Stuttgart: Klett-Cotta, 1994

Goodrich, Janet: *Natürlich besser sehen,* Freiburg: VAK, 6. Auflage 1995

Hanson, Peter: *The joy of stress – Spaß am Streß,* Bergisch-Gladbach: Lübbe, 1989

Harmon, Darell Boyd: *Vision, body mechanics, and performance. Optometric extension program,* Santa Ana, 1958

Hermann, Ned: *The creative brain,* Lake Hure: Brain Books, 1988

Kavner, Richard S.; Dusky, Lorraine: *Total vision,* New York: Kavner Books, 1978

Kime, Zane R.: *Sonnenlicht und Gesundheit,* Ritterhude: Waldthausen, 1989

Leibowitz, Judith; Connington, Bill: *Die Alexander-Technik. Körpertherapie für jedermann,* Bern/München/Wien: Scherz, 1991

Ostrander, S.; Schroeder, L.: *Leichter lernen ohne Streß – Superlearning,* München: Goldmann, 1987

Ott, John: *Risikofaktor Kunstlicht. Streß durch falsche Beleuchtung,* München: Droemer Knaur, 1989

Restak, Richard M.: *Geheimnisse des menschlichen Gehirns – Ursprung von Denken, Fühlen, Handeln,* Herrsching: Pawlak, 1991

Robbins, Anthony: *Grenzenlose Energie. Das Power-Prinzip,* Bonn: Norman Rentrop, 2. Aufl. 1992

Rosenfield, Israel: *The invention of memory,* New York: Basic, 1988

Springer, Sally; Deutsch, Georg: *Linkes – rechtes Gehirn,* Heidelberg/Berlin/New York: Spektrum, Akad. Verl., 1995

Thie, John F.: *Gesund durch Berühren – Touch for health,* München: Hugendubel, 1995

Über die Autoren

Gail E. Dennison ist als Unternehmerin erfolgreich, seit sie in den siebziger Jahren ihr eigenes Tagespflegezentrum für Kinder in Südkalifornien leitete. Sie hat siebzehnjährige Erfahrung als Pädagogin, darunter zehn Jahre als *Touch For Health*-Instruktorin. Gail ist Mitautorin der BRAIN-GYM®- und *Edu-Kinestetik*-Bücher und hält Vorträge und Seminare in aller Welt. Seit 1984 ist sie Vizepräsidentin der Edu-Kinesthetics, Inc. und gehört dem Führungsgremium der Educational Kinesiology Foundation an. Gail ist Gründerin und Herausgeberin des BRAIN-GYM®-Journals. Sie hat den Kurs „Visioncircles“ und die Vision-Gym®-Bewegungen entwickelt.

Paul E. Dennison, Dr. phil., ist Pädagoge und hat auch im Geschäftsleben anhaltenden Erfolg. Fast zwei Jahrzehnte lang war er Inhaber und Leiter der *Valley Remedial Learning Centers* in San Fernando Valley in Kalifornien. In den neunzehn Jahren seiner Tätigkeit für dieses Unternehmen hat er insgesamt neun solcher Zentren gegründet und unter dem Namen BRAIN-GYM® das im vorliegenden Buch beschriebene Programm zum Restrukturieren von Bewegungen entwickelt. Er ist ein Pionier in angewandter Gehirnforschung, ist Präsident und Fakultätsdekan der *Educational Kinesiology Foundation* und hält heute weltweit Vorträge und Seminare. Seit 1981 hat Dr. Dennison einen eigenen Verlag mit weltweiter Verbreitung, die *Edu-Kinesthetics, Inc.* Er ist Autor und Mitautor von sieben Büchern und vielen Seminarskripten, die alle die Beziehung von Bewegung und Leistungsfähigkeit zum Thema haben, unter anderem: *Befreite Bahnen, EK für Kinder, BRAIN-GYM®, BRAIN-GYM®-Lehrerhandbuch* (alle bei VAK erschienen).

Jerry V. Teplitz, Dr. jur., Dr. phil., ist Absolvent der *Northwestern University of Law* und praktizierte als Anwalt bei der *Illinois Environmental Protection Agency.* Er hat außerdem den Magister- und Doktorgrad in *Wholistic Health Sciences* der *Columbia Pacific University.* Dr. Teplitz ist seit 20 Jahren Direktor seiner eigenen Beratungsfirma und führt Seminare im Bereich Streßmanagement, Mitarbeiterproduktivität und Verkaufsförderung durch. Er ist autorisierter BRAIN-GYM®- und *Switched-on-golf*-Instruktor, er hat das *Switched-on-selling*-Seminar entwickelt und gehört dem Führungsgremium der *Educational Kinesiology Foundation* an. Jerry Teplitz ist Autor des Buches „Managing your stress: How to relax and enjoy“ und von Beiträgen in „Build a better you – starting now“ und „Switched-on living“.

VAK

Auf den folgenden Seiten
finden Sie Informationen
über weitere Bücher zum Thema ...

Andrew Matthews:

So machst du dir Freunde

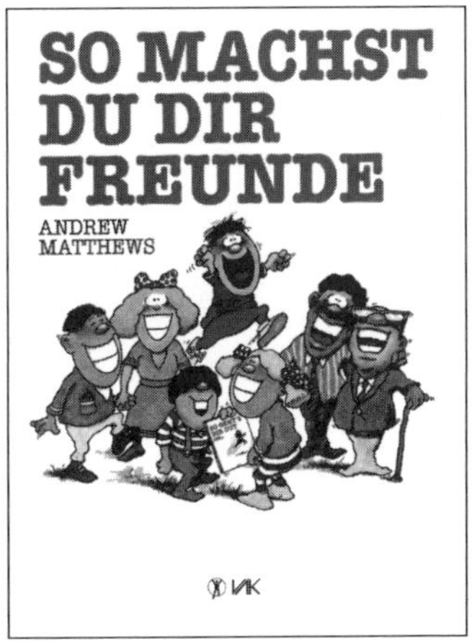

Anknüpfend an sein international erfolgreiches Buch „So geht's dir gut" nimmt Andrew Matthews nun unsere Beziehungen zu „den anderen" aufs Korn: zu denen, die wir lieben oder gerne kennenlernen würden; zu denen, die uns helfen, und denen, die von uns abhängig sind; zu denen, die wir gerne sehen, und zu solchen, denen wir lieber aus dem Weg gehen. Hier können Sie lernen, ...

- manchmal nein zu sagen;
- Kritik anzunehmen und Kritik zu üben;
- mit „Störern" und mit Propheten des Weltuntergangs umzugehen, ohne selbst die Freude zu verlieren;
- gegenüber Tratsch, Kleinlichkeit und Ärger die Oberhand zu behalten.

2. Auflage 1995, 146 Seiten, 65 Illustrationen des Autors,
Paperback (18 x 24,5 cm), 26,- DM/26,- sFr./203,- öS
ISBN 3-924077-35-5

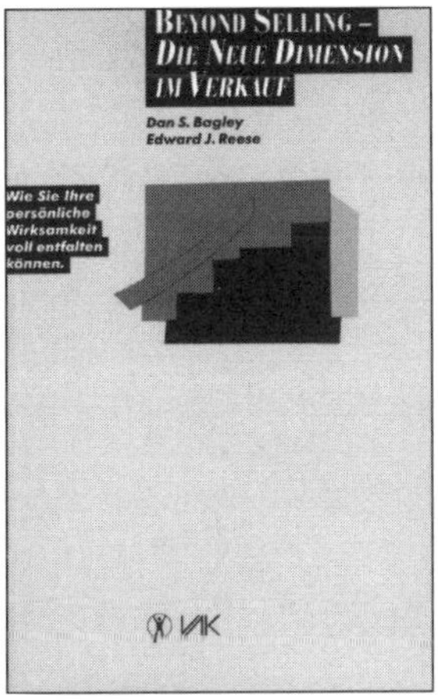

Dr. Dan S. Bagley/Edward J. Reese:

Beyond Selling – Die neue Dimension im Verkauf. Wie Sie Ihre persönliche Wirksamkeit voll entfalten können

Hier lernen Sie einen neuen Weg kennen, wie Sie erfolgreich Kontakt schaffen und andere für sich gewinnen können. *Beyond Selling* behandelt Fragen wie diese: Wie kann ich aus meinen Erfahrungen die höchstmögliche Motivation für meine Arbeit gewinnen? Wie kann ich mit dem Kunden als Partner in persönlichen Kontakt kommen und dabei seine und meine Ziele in Einklang bringen? Wie kann ich Rückschritte in Fortschritte verwandeln und langfristige Geschäftsbeziehungen aufbauen? Die neuesten Erkenntnisse der Psychologie, vor allem des NLP, werden von zwei erfahrenen Verkaufsexperten leicht verständlich und anschaulich dargestellt.

1990, 285 Seiten, 10 Abb., Paperb. mit Fadenheftung (13 x 20,5 cm)
48,– DM/48,– sFr./375,– öS,
ISBN 3-924077-17-7

Joyce Wycoff:

Gedanken-Striche. Auf neue Ideen kommen, Probleme lösen – mit Mindmapping

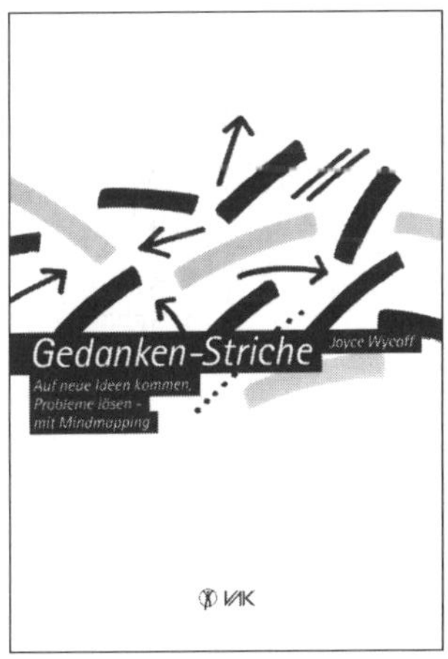

Mindmapping ist die Methode zum schnellen, spontanen Skizzieren von Assoziationen, Gedanken und Ideen in Strichzeichnungen. Mindmapping erschließt Ihr *ganzes* Gehirn und bahnt Ihnen den Weg: zu kreativem Lösen beruflicher und persönlicher Probleme; zu mehr Klarheit in Entscheidungsprozessen; zu einem Ideenfeuerwerk, das alte Denkgewohnheiten sprengt; zur Verbesserung von Gedächtnis und Konzentration; zu größerem Organisationsgeschick. Wenn Ihr beruflicher und privater Alltag Ihnen immer wieder neue, schwierig erscheinende Aufgaben stellt – Mindmapping bringt Sie mit wenigen Strichen auf bessere Gedanken und läßt Sie effektiv handeln.

1993, 183 Seiten, 23 Abbildungen,
Paperback (15 x 22 cm)
34,– DM/34,– sFr/265,– öS,
ISBN 3-924077-48-7

VAK VERLAG FÜR ANGEWANDTE KINESIOLOGIE